家有良医

家有男科医生
远离男性病

胡维勤 ◎主编

黑龙江科学技术出版社
HEILONGJIANG SCIENCE AND TECHNOLOGY PRESS

图书在版编目（CIP）数据

家有男科医生 远离男性病 / 胡维勤主编 . -- 哈尔滨：黑龙江科学技术出版社，2018.7
（家有良医）
ISBN 978-7-5388-9602-2

Ⅰ . ①家… Ⅱ . ①胡… Ⅲ . ①男性生殖器疾病－防治
Ⅳ . ① R697

中国版本图书馆 CIP 数据核字 (2018) 第 058642 号

家有男科医生 远离男性病

JIA YOU NANKE YISHENG YUANLI NANXINGBING

作　　者	胡维勤	
项目总监	薛方闻	
责任编辑	回　博	
策　　划	深圳市金版文化发展股份有限公司	
封面设计	深圳市金版文化发展股份有限公司	
出　　版	黑龙江科学技术出版社	
	地址：哈尔滨市南岗区公安街 70-2 号　邮编：150007	
	电话：（0451）53642106　传真：（0451）53642143	
	网址：www.lkcbs.cn	
发　　行	全国新华书店	
印　　刷	深圳市雅佳图印刷有限公司	
开　　本	685 mm × 920 mm　1/16	
印　　张	13	
字　　数	180 千字	
版　　次	2018 年 7 月第 1 版	
印　　次	2018 年 7 月第 1 次印刷	
书　　号	ISBN 978-7-5388-9602-2	
定　　价	39.80 元	

序言
PREFACE

男科是近年发展起来的一门新兴学科，是我国医学的重要组成部分。随着研究的日益深入，大量的临床资料告诉我们，前列腺炎、前列腺增生、早泄、阳痿、包皮炎、尿道炎、性病、不育症、尿道炎、更年期综合征等，是危害男人健康的常见病病，它们折磨着众多的男性。

而在现实生活中，男性年龄增长，或是日常生活习惯不良，导致男性病"找上门来"。很多男性一旦患上男性病，就好像有了什么短处，不敢到正规医院诊治，偷偷摸摸地找一些游医看病，结果非但未治好病，反倒花了一大笔冤枉钱。正确对待男性健康，要认识到男性病只是医学上的普通问题，和身上的其他毛病一样，树立正确的观念，应该到医院去看病，接受及时和科学的治疗，尽早恢复健康，提高生活质量。

本书就男性常见疾病进行了综合阐述，不仅说明了常见男性病发病的原因和症状，而且从多方面提出了预防及诊治措施，可有效帮助男性远离常见男性病，保护男性健康。读者可以从头至尾按顺序阅读，也可针对自己的疾病，参考每篇文章的概要问题选择性阅读。此外，由于每篇文章内容各自独立，读者也可以随兴阅读，每篇文章内如果涉及了其他章节介绍的内容，笔者尽量加以注明，以方便读者"顺藤摸瓜"地查阅。

本书虽然不能使您成为一名专业的男科医生，但是它能帮助您成为一名专治男性病的"准专家"。这必将为疾病治疗及你与医生的交流提供很大的帮助，至少我的希望是如此！

限于水平有限，书中难免存在缺陷或不足之处，恳请广大读者和专家们批评指正。另外，本书引用了不少国内外专业书籍、期刊的资料、数据图表等，在此特向有关作者表示感谢。

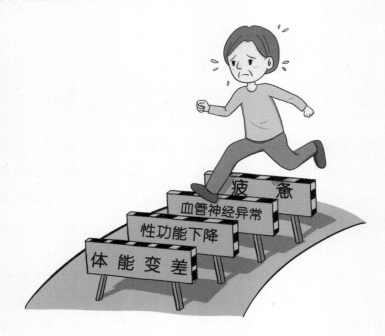

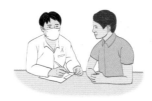

目 录
CONTENTS

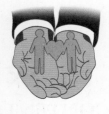
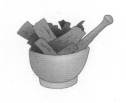
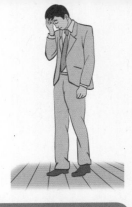

Part3 前列腺增生

Part4 早泄

Part5　阳痿

Part6　包皮问题

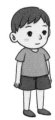
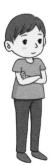
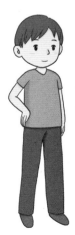

Part7　男性性病

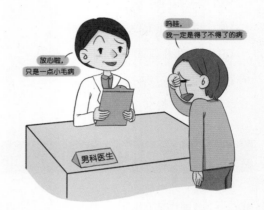

Part8　男性不育症

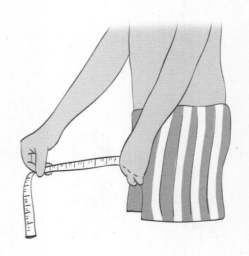

Part9 男性尿道炎

Part10 男性更年期综合征

Appendix 附录

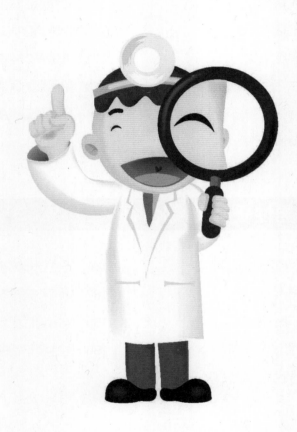

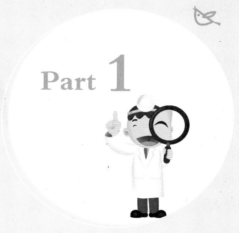

Part 1

认识男性病

　　作为顶天立地的男人，除了要读万卷书、要行万里路，还应有个强健的体魄。男人强壮，能为女人、为家挡住风雨；男人也脆弱，一点点腹下之患，便会痛苦不已。你是否真正了解过自己的身体？身为男人，首先应该明白立身之本，才能善待自己的身体，由此便可大展宏图。

男性病就在身边

随着社会的快速发展，人们逐渐提高了生活质量，追求成功的男士们的压力进一步增大，使男性病发病率增高，但还是有不少人心存侥幸，认为男性病离他们很远。其实，男性病就在他们身边，如果不注意规避，极容易患上。

有关机构调查得出：长时间的加班、熬夜、开车和焦虑，都会使得男性病的发病率迅速增加；不规律的饮食习惯，甚至是私自滥用一些性保健产品，也能使得男性病的发病率大增；此外，不健康的或频繁的性生活，也会使得男性病的发病概率大增。

其实，男性在一生中或多或少都会经历遗精、性生活不协调等问题，在不同的年龄阶段，需要对不同的疾病加以特殊的"关注"。在儿童及青春期时，应该着重检查有无包茎、外生殖器畸形、隐睾、阴茎发育不全等问题；在20～50岁这一阶段，因为性生活较为

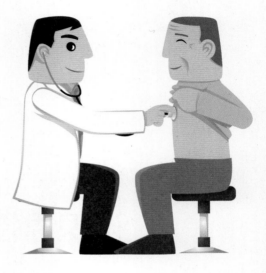

频繁，则应注重性功能的检查，比如性功能有无障碍、是否减退等，同时还要注意前列腺增生和前列腺炎等问题。

而在另外一方面，大部分男性或是由于重视面子，或是恐惧手术等，看医生的频率要比女性低28%，因此，男性更要重视自身的生殖健康。建议每年都做一次全面的体检，以远离身边各种常见的男性病。

男性病的概念

　　男性病是指男性特有的、有着男性生理和病理特点的疾病，是包括前列腺炎、前列腺肥大、睾丸炎、附睾炎、鞘膜积炎、早泄、阳痿、尿道炎、男性不育症等疾病在内的总称。按照病理来分，男性病主要分为3类，即男性性功能障碍、男性不育症和男性生殖器官疾病。

✚ 男性性功能障碍

　　其主要包括阳痿和早泄。阳痿是指男性在性交时阴茎不能勃起，或虽能勃起但无法完成性交动作；早泄是指男子在性交时尚未插入女子阴道或刚刚插入便已泄精。

✚ 男性不育症

　　其包括少精症、无精症及精子输出通道梗阻，精子无法进入女性生殖器内和附属性腺异常等情况。少精症和无精症是指精子因生成和成熟的障碍而导致精液质量下降（成活率、活力、形态等异常），从而导致女性无法受孕。精子输出通道梗阻可发生在曲细精管至射精管这一段上，常见的疾病有输精管不通、附睾囊肿等。附属性腺异常是指前列腺受到感染致前列腺酶异常，从而导致精液不液化，降低了精液的活性。

✚ 男性生殖器官疾病

　　其包括阴茎异常勃起（勃起超过6个小时，且伴有疼痛感）、男性生殖器官的各种炎症（如前列腺炎、附睾炎等）或肿瘤、男性生殖器官的先天畸形及后天损伤等疾病。

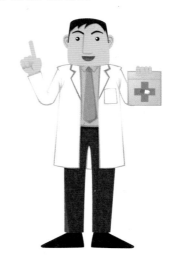

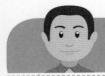

男性生殖系统

　　要对男性病有所了解，首先得知道男性生殖系统包括哪些器官及其功能。男性生殖系统包括内生殖器和外生殖器。其中，内生殖器由生殖腺（睾丸）、输送管道（附睾、输精管、射精管、尿道）和附属腺体（精囊腺、前列腺、尿道球腺）组成；阴囊和阴茎都是露在体外的，则被称为外生殖器。

✚ 睾丸

　　睾丸又称精巢、外肾，呈椭圆形，是男子或雄性动物生殖器官的一部分。正常男人有两个睾丸，分别位于阴囊左右两侧，每个睾丸长4～5厘米，厚3～4厘米，各重10～15克，由附睾

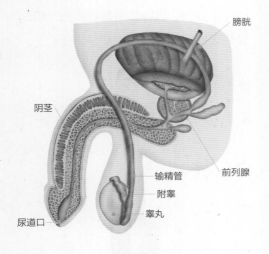

阴茎

尿道口

输精管　前列腺

附睾

睾丸

膀胱

男性生殖系统示意图

管和输精管连接，"外挂"于腹股沟下侧，如同一个小藤瓜，其主要作用是产生精子和分泌雄激素。

　　睾丸表面有一层白膜，这层白膜沿睾丸后缘逐渐增厚，凸入睾丸内形成睾丸纵隔并将睾丸分为200多个呈锥体形的睾丸小叶。每个小叶内有2～4条弯曲的精曲小管，每条长70～80厘米，其周围有许多间质细胞，具有分泌雄激素的能力。精曲小管内衬的生精上皮能产生大量精子细胞，经过输出小管，出睾丸后缘的上部进入附睾。精子由睾丸产生，在附睾之中发育、成熟，这一过程大概需要3个月的时间。

　　睾丸是男人最为重要的性器官，是男人之所以为男人的根本，就像是种了种子才会开花结果一样，男人有了它才能具备明显的第二性征。

➕ 输精管

输精管位于附睾尾部，左右各一条，长约40厘米，外径2～3毫米，内径仅0.2～0.8毫米，是一条管壁厚、管腔窄的肌性管道。它的一端与附睾管相通，另一端于前列腺底的后上方与精囊排泄管汇合形成射精管，是附睾之中的精子排出体外的最终通道，因此我们必须保证其畅通无阻。

➕ 射精管

射精管是由输精管下端变细与精囊腺的排泄管汇合而成的成对肌性管道。它是输精管道中最短、最细的一段，长约2厘米，近端管道直径约1厘米，开口处仅有0.3毫米，末端仅0.5厘米，左右各一根，完全包埋在前列腺内，起于膀胱底部，贯穿前列腺，开口于尿道前列腺部后壁的精阜两侧。它是生育的黄金通道，是人类千万代传承之所以不断的重要原因。

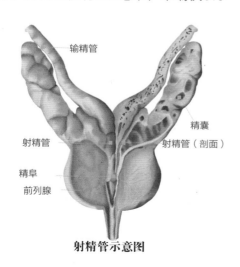

射精管示意图

（图中标注：输精管、射精管、精阜、前列腺、精囊、射精管（剖面））

➕ 精囊腺

精囊腺位于前列腺上方、膀胱底部，左右各一，长4～5厘米，宽约2厘米，容积约4毫升，为屈曲状的腺囊，由黏膜、肌层与外膜组成。其自身既不产生精子，也不贮藏精子，主要功能是分泌一种弱碱性黏稠液体。这种液体呈淡黄色，有豆腥味，是精液的主要组成部分（约占精液的70%），内含丰富的果糖、球蛋白、柠檬酸、磷酸胆盐和维生素C，能为精子提供营养和能源，对精子的存活起了至关重要的作用。

另外，精囊腺还能分泌一种凝固酶，凝固酶的主要作用是当精液射入女性阴道后，可使精液在阴道内保持短时间的凝固，防止精液像水一般从阴道口流失，让精子主动地"跑"向输卵管，大大地增加了女性的受孕概率。

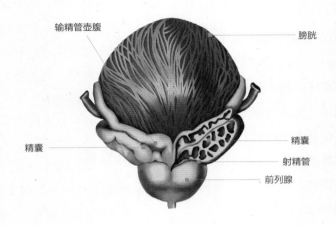

输精管壶腹

膀胱

精囊

精囊

射精管

前列腺

前列腺示意图

✚ 前列腺

前列腺是男子生殖器附属腺中最大的不成对的一个实质性器官，位于膀胱的下方，紧紧包着尿道起始部，由腺组织和肌组织构成。其外形恰似一个前后稍扁的栗子，重约20克，中间有凹陷沟，左右两侧隆起，底朝上与膀胱相贴，尖朝下抵尿生殖膈，前面贴耻骨联合，后面依直肠，尿道从其中间横穿而过。前列腺扼守着尿道上口，前列腺有病尿道首先受影响的道理就在于此。

前列腺是一个"多面好手"，它的主要功能有：外分泌功能，分泌的前列腺液是精液的重要组成部分，可促进生育；内分泌功能，活化睾酮，有助于治疗前列腺增生疾病；控制排尿功能，

包绕尿道，形成近端尿道壁，帮助顺利排尿；运输功能，可将精液等压入尿道排出体外，并提高精子存活率。

✚ 阴茎

阴茎是男性外生殖器中最明显的器官，属于性器官，具有排尿、性交和射精三大功能。阴茎具体是由阴茎头、阴茎体和阴茎根三者组成的，这三者内部又由3个平行的长柱状海绵体组成。其中阴茎头俗称为"龟头"，由阴茎海绵体组成，上面充满了神经末梢，对刺激特别敏感，尿道口就位于龟头上；阴茎体位于中部，由阴茎海绵体和尿道海绵体组成，呈圆柱形，以韧带悬于耻骨联合前下方，具有较多的血管、神经、

淋巴管，阴茎沟冠处神经分布最较多，敏感性最高；阴茎根藏于阴囊与会阴部皮肤之下，固定于耻骨下支和坐骨支。当阴茎内的海绵体充血时，阴茎即变得粗而硬，这就是性兴奋时阴茎勃起的原因。

✚ 尿道球腺

尿道球腺又称库伯氏腺，位于膜部尿道两侧，左右各一，好似两粒小豌豆，开口于球部尿道后端，是男性3个附属性腺中最小的一个腺体。

尿道球腺除非发生病变，一般深藏于会阴深横肌肌束内，不能为人所摸到，平常也不太会引人注意。当男性在受到性暗示或性刺激之时，它会分泌出尿道球腺液。这种呈透明、略带灰白色的少量液体就像是一个急先锋，往往在射精前就会突然出现，有清洁和润滑龟头、润滑尿道以利于射精的作用。

另外，尿道球腺分泌物成分含有蛋白酶、唾液酸等，有利于滋养精子，提高精子在体外的存活率。

✚ 阴囊

阴囊就是一个皮囊，位于会阴之间，有色素沉着，薄而柔软，将睾丸、附睾、精索等兜在腹腔外、两胯间。其中间又有一个隔层，正将阴囊内腔分为左右两室，各室容纳一个睾丸和附睾。

阴囊由多层组织构成，自外向内分别为皮肤、肉膜、精索外筋膜、提睾肌、精索内筋膜和鞘膜。阴囊表层为皮肤，没有皮下脂肪，其皮肤下即为肉膜组织，厚1~2毫米，主要由平滑肌组成，富含致密的结缔组织和弹性纤维，极具伸缩性，阴囊的皮肤有聚成小皱襞的能力，即由于此肌收缩所致。

此外，阴囊作为调节温度的机构，能够自动调节腔内温度，这能促进精子发育成熟。总之，阴囊的功能总结起来主要有：保护睾丸、调节温度、有利于精子的产生和储存。

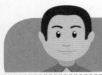

男性病的西医疗法

随着西方医学的快速发展，在许多疾病的治疗上，西医往往有着举足轻重的地位。男性病是男人心头的一大阴影，不仅让男人力不从心，更影响家庭和谐。在男性病的治疗方面，西医也起着不可替代的作用。

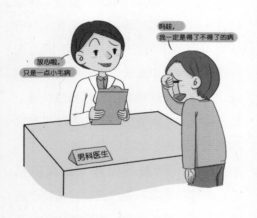

西医的治疗手段主要是各种形式的介入治疗，其中最具特点的就是外科手术治疗，如前列腺癌就需要接受手术治疗，部分严重的龟头炎等也需要接受手术治疗。手术治疗虽然见效较快，且所需时间也较短，但也有易复发、易感染等缺点，因此患者如果病情不是过于严重，一般只需接受药物治疗即可。

西医的治疗也包括药物治疗。其药物治疗多数为有针对性的抗生素治疗，主要抗生素为氟喹诺酮类抗生素。在接受西医治疗之前，患者需先接受西医的严格诊断，一旦诊断确定为男性病，则需接受治疗。比如若诊断为细菌性前列腺炎，则给予抗生素治疗。但抗生素治疗因为不能够穿越前列腺上皮的脂膜，药物无法进入前列腺腺泡中，达不到预计中的医治作用，所以医治的疗效不是非常理想。

针对此种情况，西医则充分运用了注射疗法。其具体的办法是选用庆大霉素、卡那霉素、先锋霉素，单独或联合应用，经会阴部直接注入前列腺部，或是在B超引导下，把药液直接注入前列腺病灶内，这样就大大提高了药效，增强了治疗效果。

中医中的男性病

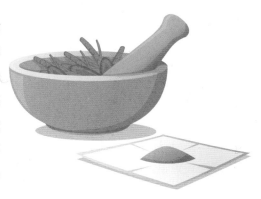

中医认为，男性病无论是阳痿、早泄、遗精、不育，还是前列腺炎、前列腺增生、精囊炎、附睾炎等，大都表现为下焦的问题，主要表现在肾的主水、主生殖、作强的病变。但男性病在其发生、发展的过程中，有许多病理变化较为复杂，病情的轻重缓急也各有不同，因此在治疗时要针对其主要病因采取治疗措施。

人的发病是正、邪两方面相互作用的结果，"正气虚则病，邪气盛亦病"，讲的就是这个道理。因此，男性病需要扶正祛邪。扶正用于虚证，即通过补益之法扶助正气，以增强人体的抗病能力，如因肾阳虚引发的勃起无力问题，则可采用温肾补阳的办法改善其症状。祛邪用于实证，即以清除致病因素而达到治疗目的，如子痈初期的患者，阴囊局部红肿且疼痛明显，可采取清热解毒的办法治疗。另外，还应根据具体病情考虑到正、邪两方面同时存在的情况，二者兼施，比如湿热下注的遗精，若遗精日久，则在内清湿热的同时还应当考虑扶正，即补肾止遗。

总的来说，男性病的中医治疗方法有内治法和外治法。内治法以口服治疗为主，可达到祛除致病因素、调理脏腑功能的目的；外治法则包括针灸、推拿、按摩、手术等。医师应根据患者的具体症状，重视辨证、辨病，同时兼顾辨体，在临床准确辨证的基础上，选择合适的治疗方法。

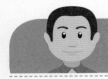

中西医结合疗效好

对男科病进行有效治疗是患者和医生的共同目的，就患者而言，并不在乎治疗方案到底是中医还是西医，最关键的是要能解决其病痛。西药与中药饮片、中成药配合使用，这在男科门诊是很常见的治疗方案，原因无外乎中西医结合，治疗男性病的效果会更好。

就拿慢性前列腺炎来说，因前列腺体被三层薄膜紧紧"守护"，西药治疗很难突破薄膜，这就难以起到杀菌治病的效果，如果先用中药调理身体，增强自身的抗病能力，再在适当的时机辅以西药治疗，中西医结合，药力就能轻而易举地进入前列腺，达到杀菌止炎的功效。

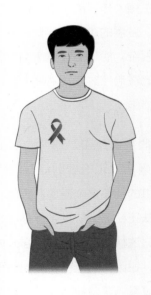

中医和西医都各有优势和不足。中药天然，不良反应极小，在功能性、慢性病治疗调理方面优势明显，但其疗程较长，疗效相对缓慢；西药见效快，有的仅需半日便药到病除，在感染性疾病、危急重症和需要手术治疗的器质性疾病方面优势突出，但其药性强，毒副作用较大，长期用西药治疗疾病，会对身体造成一定的伤害。

此外，中西医结合，治疗男性病的方案也会大大增加。在临床期间可以更好地根据患者的病情灵活运用，选用中西医结合的一种方法，或者联合运用中西医的几种方法进行对症治疗、辨证施治，效果会更好。

中西结合能很好地取长补短，积极发挥中西医各自的长处，从而能够更好地取得标本兼治的效果。

男性病和食疗

食疗是利用食物性味方面的偏颇特性，能够有针对性地用于某些病症的治疗或辅助治疗，调整阴阳，使之趋于平衡，有助于疾病的治疗和身心的康复的一种养生方法。男性病的治疗，患者除了通过西医和中医治疗结合之外，还需在日常饮食中注意补充营养元素，特别是对男性病来说非常重要的营养元素。

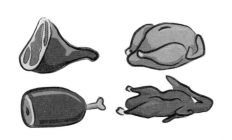

✚ 优质的蛋白质

蛋白质中含有人体所需的各种氨基酸，氨基酸参与包括性器官以及生殖细胞在内的人体组织功能的运作，能够有效地提高男性的性能力，消除人体疲劳。优质的蛋白质来源主要有大豆、鱼类和肉类等食物。

✚ 注意酶类的补充

酶是人体中重要的营养元素，具有催化的作用，是一种特殊的蛋白质，能够促进人体新陈代谢的功能，对人

体健康十分有益。若人体内缺乏必需的酶，机体的抗病能力、代谢能力将急速下降，从而导致性功能丧失。

✚ 供给适量的脂肪

现今，不管男人还是女人，都"以瘦为美"，殊不知，男性需要在日常生活中适当地摄取一定的脂肪。因为人体内的性激素主要是由脂肪帮助转化而来的，若是缺少脂肪，则必定影响到性激素的分泌，性功能将大大减弱。另外，脂肪中还含有精子生成所必需的脂肪酸，如果人体缺乏脂肪酸，则会影响到精子的生成，严重者甚至会造成不育症。

总的来说，男性病患者需要食疗来进行调养，合理均衡的饮食不仅能够防范男性病，更能够从根本上调理身体、温养脏腑，起到治病除根的功效。

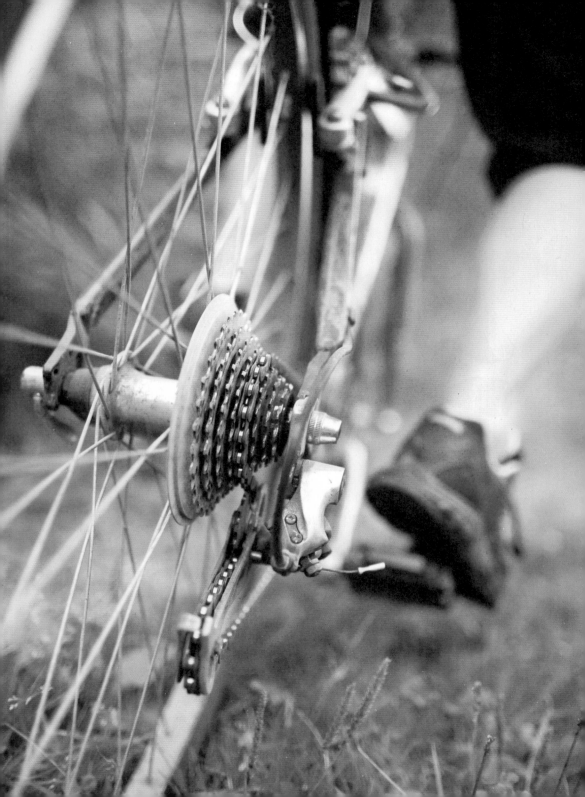

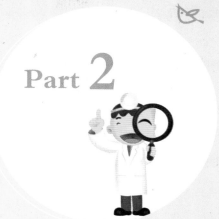

Part 2

前列腺炎

　　前列腺是男人的"生命之腺"，但是前列腺炎却威胁着男性的尊严和健康，打破了家庭的祥和。让我们一起来认识前列腺，了解前列腺炎，打一场保卫前列腺的战斗，守住最后的自尊与底线，大声地向前列腺炎说不！

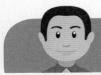

什么是前列腺

前列腺是人体内的小小一腺，却扼守着体内交通要道，背负着保持男人的持续力、传宗接代等重大责任。前列腺是男人的"生命之腺"，是人类繁衍的"黄金钥匙"。

✚ 前列腺的"藏身之所"

几年前，有个年轻人找到我，隐晦地说他下面可能"有问题"，让我给看看。我问了一下平日里的症状，他说其实也没有什么，只是跑厕所很勤，普通人一天跑三趟，他至少得翻一番。听完这个情况后我便告诉他：你可能患前列腺炎了。进行尿检后，果不其然。再后来我帮他治疗了半年，现在他的病情已经完全得以控制了。

也许很多人都听过"前列腺有病尿道首先受影响"这个说法，但对这句话中所含的奥妙却未必十分清楚。前列腺和尿道乍看之下似是八竿子都打不着的关系，但实质上却是一对非常亲密的"难兄难弟"，它们之间的关系就好比水龙头与水，只有水龙头是好的，自来水才能顺利地从其中流出，否则就会出现漏水、滴水等现象。

前列腺是男子生殖器附属腺体中最大的不成对的一个实质性器官，由腺组织和肌组织构成。你可以想象一下，比如你的腹部下方有一个"水袋"——那就是膀胱，尿道从膀胱底部开口，就在膀胱的下方，有一个栗子状的腺体紧裹着尿道，这就是前列腺。由于前列腺紧裹着尿道，当它向上增生或向下萎缩时，尿道就会被挤压，排尿自然出现困难。这也就是"前列腺有病尿道首先受影响"的原理。

前列腺位于生殖器的中央。它的左右两侧隆起且邻近精囊腺，下方是男性的尿道，前方是耻骨联合部，后方是男性的直肠，凡是与男性生殖系统有关联的器官都在前列腺的周围，一旦前列腺出现了感染问题，其他器官都有可能被感染。

鉴于前列腺在身体里的"藏身之所"是如此的险要，为了身体的健康，必须要注意对其保护。

✚ 揭开前列腺的神秘面纱

尽管前列腺对人体是如此重要，但其体积极小，可以称得上是人体最小的器官之一，重量仅约20克。这不禁令人诧异：为什么前列腺这么轻？又是什么制约着前列腺的生长？

其实，前列腺的生长发育与雄激素是密不可分的，而雄激素分泌于睾丸内精曲小管之间的间质细胞，所以换一句话来说，前列腺的生长发育是与睾丸密切相关的。睾丸作为男性主要性腺的外生殖器官，前列腺作为男性最大的副性腺内生殖器官，它们天生注定要"互依互助"。打个比方来说，如果前列腺是鱼，那么睾丸就是水，前列腺的生长绝对离不开睾丸。

（1）10岁之前

睾丸没有发育，就如花生米般大小，故前列腺甚小，腺体组织也未发育，主要是由肌肉组织和结缔组织构成，没有形成真正的腺管，仅仅形成胚胎。

（2）10岁左右

睾丸开始发育，前列腺上皮细胞也在胚胎的基础上开始增多，形成腺管。

（3）青春期

随着睾丸的"加速"发育，在大量的雄激素刺激下，前列腺腺管迅速发育成腺泡，24岁左右发育到高峰。

（4）30岁左右

上皮细胞向腺泡内折叠，使得腺泡结构复杂化，这时前列腺体积已大体趋于稳定。

（5）35岁之后

随年龄增长，前列腺也会慢慢衰老，就像人的头发会变白，脸上会出现皱纹一样，此时的腺体结缔组织增大，还可能发展成前列腺增生。这都需要人们慢慢适应并学会适当调理，懂得如何与衰老带来的疾病和谐共处。

✚ 前列腺的区分法

目前，就前列腺而言，其主要存在着两种不同的区分法：分叶和分区。

分叶法由来已久，它根据排泄管道将前列腺分成五个叶，即前、后、左、右、中五叶。其中前叶最小，对于

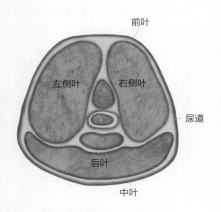

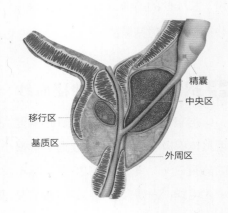

临床无重要意义，位于尿道前方、两侧叶之间；中叶呈楔形，位于尿道与射精管之间；后叶位于射精管、中叶和两侧叶的后方；两侧叶紧贴着尿道侧壁，位于后叶前方、中叶和前叶的两侧。

分区法则是新的区分法，它根据腺管密集程度将前列腺分为了中央区、外周区与移行区。

其中，中央区位于两个射精管和尿道内口至精阜之间，呈圆锥形，腺管分支复杂，细而密，上皮细胞密集，约占前列腺体积的25%；外周区约占前列腺体积的70%，腺管分支粗而简单，上皮细胞较为稀疏。

在组织结构上无论采用哪种区分法，可以肯定的是，前列腺表面有三层较厚的包膜覆盖，由外至内分别是结缔组织和静脉、纤维鞘与肌层。这三层包膜形成了"屏障"效应，但包膜在自主保护前列腺的同时，也让药物难以渗入腺体组织，为治疗前列腺疾病带来了挑战。

✚ 前列腺的四大生理功能

具有外分泌功能

　　前列腺所分泌出的前列腺液，是精液的重要组成部分，每次约占射出精液量的1/3。前列腺液中不仅富含高浓度的酸性磷酸酶，还含有纤维蛋白溶解酶，这能使凝固的精液重新液化。同时前列腺液中含有大量透明质酸酶、转移因子等，这也为精子提供了营养，提高了精子的存活率。另外前列腺液为碱性，可以缓冲女子阴道中的酸性分泌物，有利于精子的活动，对生育有重大意义。

具有内分泌功能

　　前列腺内部能分泌出丰富的5α-还原酶，这种物质可以将睾酮转换为更有理性的双氢睾酮。在治疗良性前列腺增生的过程中，可以通过阻断5α-还原酶来减少双氢睾酮的产生量，从而使增生的前列腺萎缩。

具有运输功能

　　前列腺腺体有两条射精管和尿道穿过，射精时，前列腺和精囊腺的肌肉收缩，可将输精管和精囊腺中的内容物经射精管压入尿道，进而排出体外。

具有控制排尿功能

　　前列腺包绕尿道起始部，上方紧靠膀胱颈，构成了近端尿道壁，尿道最里层的前列腺尿道部被环状平滑肌纤维围绕，参与构成尿道内括约肌。排尿时，随着逼尿肌的收紧，内括约肌则缓慢松弛开来，使得排尿顺利进行。

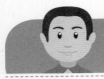

前列腺炎很常见

前几年的一天，我在小区公园里散步，看见楼上的小张两口子坐在草地上，眉宇之间都是一片愁云。这是一对年轻的夫妻，平均年龄还不到30岁，感情很好，育有一个七岁大的可爱男孩。我感到好奇，于是便走过去问了几句，这才弄清了事情的原委。

原来小张前些天体检时被查出了慢性前列腺炎，去网上查了一下这病之后便吓得不轻，饭也吃不下，觉也睡不好，于是，他老婆也急了，天天躲在门后抹眼泪。

"只要是男人都会得这病，你不用哭了，死不了人。"小张说。我看了他一眼，虽然知道他说这话只是为了安慰他妻子，但还是打断了他的话，说："前列腺炎只是一个小病，它就像感冒发热一样，哪有你们说的那么邪乎。而且也并不是每个男人都会得这病，你看我就没有嘛。"小张夫妻半信半疑地看着我，显然不太相信这话。我也理解他们的意思，便给他们讲了一些前列腺炎患者日常需注意的地方，然后每个周末都会上楼去为他们送药、出对策，这样不到半年，小张的病情就完全控制住了，一

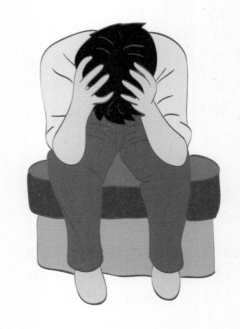

家三口其乐融融，真是叫人羡慕啊。

现在很多人对前列腺已经有了深刻的了解，知道它隐藏在人体深处，随着人的年龄增长而不断变化，一辈

子的工作就是参与精液的组成，为睾丸服务，是促进生育、传宗接代的"大功臣"。但很多人不知道的是，它有时候又像个任性的长不大的孩子，经常给男人惹麻烦，这些麻烦甚至会一直纠缠到老，成为男人难以启齿的腹下之患。

➕ 前列腺炎

前列腺给男人惹的麻烦中，最常见的就是发炎，即前列腺炎。谈起"前列腺炎"这四个字，不少男性都会"闻之色变"，都说"男人都会得前列腺炎"。虽然这种说法是错误的，但是前列腺炎的发病率的确很高，接近半数的男性在一生中的某个阶段都会被前列腺炎折磨。

前列腺炎一直是一种常见且令人困惑的疾病，不但有急、慢性之分，还有细菌性与非细菌性之分。其根据临床表现大多分为急性细菌性前列腺炎、慢性细菌性前列腺炎、非细菌性前列腺炎和前列腺痛。前列腺炎的种类如此之多，因此显得十分繁杂，故而一些专家认为：前列腺炎不是一个病，而是具有各自独特形式的综合征，这种综合征有各自独特的发病原因、表现和结果。

➕ 急性前列腺炎

急性前列腺炎是由常见的尿路致病菌所引起的，如滴虫、衣原体、支原体、大肠杆菌、葡萄糖菌等病原体随尿液侵入前列腺导致感染。同时，结肠和下尿路等邻近前列腺的器官炎性病变，可通过淋巴管传至前列腺，诱发急性前列腺炎。另外，长期酗酒、吸烟、骑自行车、骑马等可能引起前列腺充血，这也有极大可能诱发此病。此病的临床表现为发热，其次才是尿路障碍，如灼热感、不断出现尿频、排尿困难，有时甚至有急性尿潴留。如果患者得了此病，只要得到及时和较长时间的对症治疗，将会收到理想的效果而无后遗症。

➕ 慢性细菌性前列腺炎

其致病因素以病原体逆行感染为主，其致病菌与急性前列腺炎相似，是一种长期的、反复发生的炎症。其表现为下尿路感染症状，如尿频、尿急、尿痛、排尿困难、尿潴留等。治疗手段以综合治疗为主，包括长期服用抗生素、热水坐浴、前列腺按摩等。

✚ 慢性无细菌性前列腺炎

慢性无细菌性前列腺炎是前列腺炎中最常见且最棘手的一种，因其发病机制复杂，治疗效果往往很不理想。其临床表现为骨盆区疼痛，同时伴有尿急、尿频、尿痛和夜尿增多等症状。治疗手段主要为局部治疗，如通过热疗、微波和射频等物理治疗方式，增加前列腺组织血液循环，加速新陈代谢，在一定程度上能缓解此症状。

✚ 前列腺痛

前列腺充血是前列腺痛最重要的一个原因。前列腺因充血肿胀，从而对其下方的尿路形成压迫，对其上方的膀胱也形成了压迫，这就造成了其表现的症状为尿急、尿频和夜尿增加，同时前列腺周围相应器官也发生疼痛现象，包括睾丸、腹肌沟、耻骨等，严重的还伴有射精痛。

前列腺痛的治疗比较困难，即使确诊后也缺乏特效疗法，可以采取的措施有：① 不要长时间坐着，勿对前列腺造成太大压迫；② 热水坐浴等理疗方法；③ 多做提肛练习；④ 肛门给药，消炎止痛。

所幸的是，前列腺炎不是严重的疾病，它就如同感冒，是一种十分常见的疾病，可能会比较顽固，但只要提高对此疾病的认识，积极地配合治疗，大部分人都能痊愈。

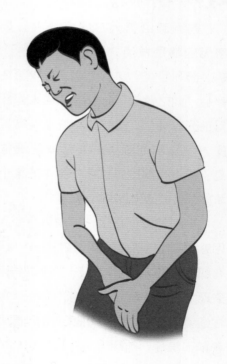

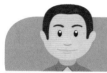

前列腺炎的征兆

大多人在患病之前都会有某种预兆，比如感冒后怕冷且伴有间断性的咳嗽、发热后四肢发软全身乏力，前列腺炎这一疾病也不例外。有关专家指出，如果在患病早期发现这些预兆，并快速地接受治疗，这样可以把身体受到的伤害降到最小。

要想早期发现前列腺炎，就应该对其有一个较为全面的了解和认识，并在日常生活中加以注意。只要仔细留意，还是能在早期发现前列腺炎的蛛丝马迹的。

➕ 早期前列腺炎的四大症状

（1）尿路表现

尿路表现是此病最为明显的症状，具体表现为尿频、尿急、尿黄、尿不尽、尿失禁、排尿无力、排尿滴沥不清。

（2）性欲表现

慢性前列腺炎可导致射精痛和性欲衰退，在排尿后还可能出现尿道口流白情况，出现阳痿、早泄等性功能障碍，且合并精囊炎时可能出现血精。

（3）器官表现

器官方面主要表现为会阴部、睾丸、小腹及后尿道部的持续性疼痛，部分患者还有腰骶部、肛门、腹股沟、阴茎及龟头部位的疼痛。

（4）精神状态表现

慢性前列腺炎可导致患者出现精神衰弱症，表现为乏力、失眠、头晕、记忆力衰退等，严重者还有精神抑郁、自信心不足等症状。

早期发现前列腺炎是一件非常困难的事情。当然，发现自己有类似上述症状者，希望能够及时到正规的大医院做个专业检查，尽早治疗尽早痊愈，也能尽早地恢复"性福"的生活。

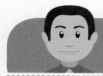

前列腺炎必须做的检查

就像上火后每个人的表现症状各有不同一样，不同人患上前列腺炎的表现也有不同，90%未确诊的人都只是因为感到轻微不适而焦躁不安罢了。要摆脱这样的情绪，最好的方式是去正规医院做检查。

✚ 五招查出前列腺炎

（1）前列腺液检查

采用前列腺按摩的方式取前列腺液，在显微镜下观察，若液体中白细胞可见数超过 10 个，卵磷脂小体减少，则可高度诊断为前列腺炎。若同时做细菌培养，可对慢性前列腺炎做出具体分类。取前列腺液细菌培养观察，结果为阳性则是慢性细菌性前列腺炎，反之则是慢性非细菌性前列腺炎。若在前列腺液中发现含有脂肪的巨噬细胞，基本可确诊为前列腺炎。

（2）直肠指诊

直肠指诊可触及肿胀、饱满的前列腺，压痛明显。若患病时间较长，前列腺会变小，质地不均匀，有小硬结。

（3）B超检查

显示前列腺组织不清楚、紊乱，可以提示为前列腺炎。

（4）尿常规分析及尿沉渣检查

收集残尿10毫升，进行常规分析及其沉渣检查，判断尿道是否受到感染。若有感染，则可能患有前列腺炎。

（5）下尿路病原体定位检查

两杯法或四杯法是检测前列腺炎的经典手段。清洗尿道口后，患者排尿并收集尿液10毫升；继续排尿200毫升后再次集中收集尿液10毫升；停止排尿，做前列腺按摩收集前列腺液；再次收集10毫升尿液。将以上四个标本做镜检和培养，通过对比细菌菌落数量，可鉴别是否患有前列腺炎。

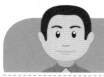

前列腺炎引起的并发症

前列腺炎是男性疾病中常见的男科病，同时也是男性害怕患上的疾病。如果不及时治疗，它还会诱发其他并发症出现，使得原本简单的病情复杂化。

✚ 急性前列腺炎的并发症

（1）精索淋巴肿大或有触痛

前列腺与精索淋巴在骨盆中有交通支，二者有着密切关系。当前列腺急性炎症波及精索时，邻近的淋巴结进行防御时均会肿大，且伴有触痛。

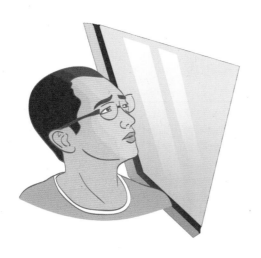

（2）性功能障碍

急性前列腺炎使得前列腺充血、水肿，甚至可能有小肿块形成，造成射精痛，从而使男性性欲衰退，出现性功能障碍。

（3）急性尿潴留

急性前列腺炎引起前列腺充血、水肿，其下方的尿道受到压迫，造成尿不尽、排尿困难或急性尿潴留。

（4）急性精囊炎、附睾炎或输精管炎

前列腺部位的炎症扩散可能造成周边器官，如精囊、附睾相继受到感染，进而引发精囊炎和附睾炎。同时细菌逆行经过淋巴管进入输精管的外壁及外鞘，从而导致输精管炎。

（5）其他

急性前列腺炎可伴有腹沟股牵引痛，严重时还会发生肾绞痛。

✚ 慢性前列腺炎相关的并发症

其并发症主要表现为阳痿。

慢性前列腺炎可能引发的并发症	
并发症	**表现**
慢性精囊炎	精囊与前列腺距离甚近,前列腺所排出的炎性前列腺液可逆行进入精囊,导致精囊炎。二者就像一对"难兄难弟",一般只要一方有难,另一方也马上"遭罪"
性功能障碍	许多慢性前列腺炎患者都有性欲衰退、早泄、阳痿等症状
后尿道炎	慢性前列腺炎大多是由泌尿系感染造成,其感染区域靠近后尿道前列腺部,极易造成后尿道发炎,即后尿道炎
附睾炎	前列腺炎症可侵入精囊形成精囊炎,也可侵入附睾而引发附睾炎
各类膀胱炎	当前列腺炎症扩散到膀胱部位时,会出现明显的尿路刺激症状,这就是各类膀胱炎所导致的
变态反应性疾病	慢性病长期潜伏在体内,逐渐形成致敏原,引起各种类型的变态反应性疾病,如过敏性皮炎、关节炎、神经炎等
不育症	前列腺液是精液的重要组成部分,占整个精液的 1/3。前列腺炎的出现使得前列腺液分泌量减少、碱性持续上升,导致精子质量下降、精液液化出现障碍等症状,是造成不育的一个重要因素

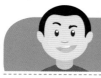

中医治疗前列腺炎

从中医的角度来说，前列腺炎属于"白淫""精浊""劳淋"等范畴。病因为嗜烟、酒、辛辣之物、膏粱厚味，加之频繁手淫、房事不节、忍精不射等因素，以致损伤脾胃、酿生湿热，蕴久酿毒，阻碍经络；或伤及肝肾，阴阳亏虚，导致该病。

按摩理疗方法

步骤1· 用手掌心来回搓摩气海穴、关元穴，时间约为2分钟。

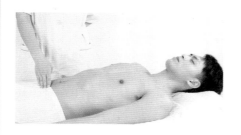

步骤2· 四指并拢按揉三阴交穴，力度适中，按摩过程中以有酸麻胀痛感为佳，时间为2~3分钟。

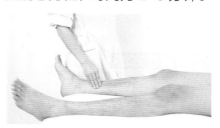

步骤3· 食指、中指微用力压揉命门穴，以局部有酸胀感为宜，时间约3分钟。

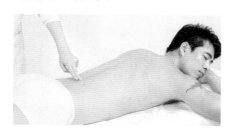

步骤4· 取俯卧位，用拇指指端点按肾俞穴30下，以局部有酸胀感为宜。

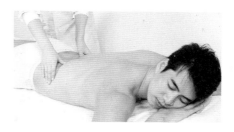

艾灸理疗方法

步骤 1· 用艾条温和灸法灸治三阴交穴，以受灸者能承受的最大热度为佳，10~15 分钟即可。

步骤 2· 将燃着的艾灸盒放于命门穴上灸治，以感觉局部温热舒适为宜，时间为 10~15 分钟。

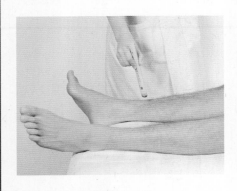

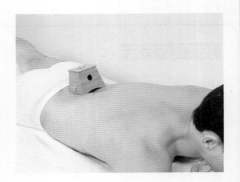

刮痧理疗方法

步骤 1· 用刮痧板角部刮拭命门穴 30 下，力度适中，以皮肤潮红为度。

步骤 2· 用刮痧板角部刮拭中极穴 30 下，由上至下，力度适中，以皮肤潮红为度。

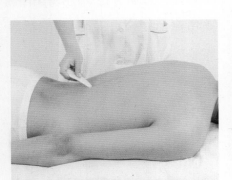

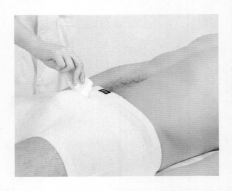

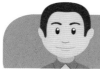# 中西医结合治疗效果更好

现今，急性前列腺炎随着抗菌药物的广泛推广及使用已"难寻踪迹"，然而，其"小弟"——慢性前列腺炎依旧在"江湖"上兴风作浪。

1 西医的优势

西医的优势在于见效快，并对致病菌有强效抑制作用。

2 中医的优势

中医治本，其优势在于可针对每个患者制定个体化治疗方案，注重患者体内整个平衡及为患者减轻各种痛苦症状。

3 西医的不足

由于前列腺外层被前列腺被膜、膜组织和间质等三层坚硬的脂质包膜包裹，形成了"屏障效应"，药物难以渗入其中，达不到治"本"的效果。

4 中医的不足

中医虽是祖传，但也非万能，其不足在于对致病菌无法达到彻底灭杀的效果，疗程较长、效果较慢，而且中药煎药过程麻烦，成品口感也较差。

5 中西医综合治疗效率高

所以，无论是单一的中医治疗还是西医治疗都是不完善的。应灵活运用中西医的优点，并将二者有机结合起来，这就是中西医综合治疗方法。一方面使用中药调内，充分提高机体的免疫能力，另一方面针对感染原因制定有效方案，对感染区域进行安全的抗菌治疗、抗炎治疗。

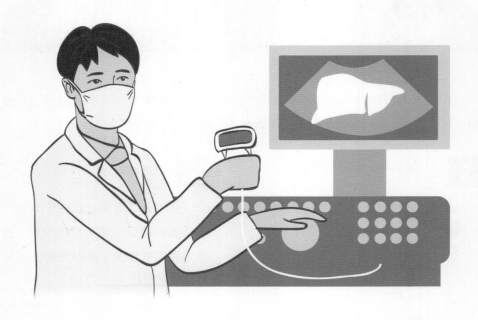

有个学者曾经做过实验，将慢性细菌性前列腺炎进行有意识的分组治疗。使用抗生素治疗组的治疗效果为，抗生素难以"抵达"感染区域，临床效果无太大改善；辨证使用中药组的治疗效果为，治愈耗时非常长，而且病情还容易复发；辨证使用中药且辅以抗生素治疗组的治疗效果为，疗效是三组里最好的，而且患者的不良反应也是最小的。最后，研究结果表明，中西医结合的综合治疗方法可以提高前列腺炎的治愈率，减少复发率，明显地改善患者症状。

TIPS：

需要强调的是，西医治疗应根据细菌培养和药物敏感实验选择有效的抗生素，连续应用4~6周；中医治疗应通过辨证施治的方法，与西医治疗同步展开，若连续4~6周后实验检查指标转为正常，可停用西药，但为了防止病情复发，应持续服用中药并逐渐停用，如由每周服用3~4剂到服用1~2剂直至最后停药，一般这个过程需3个月左右。

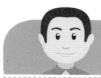

前列腺炎与季节有关

前列腺炎不但与年龄有关，它与季节也有着莫大关系。通过全国地域性调查研究发现，天气越是寒冷，昼夜温差的变化越大，前列腺炎患者就越多。

前列腺炎与季节的关系		
季节	表现	引起的原因
春季护腺	春季，正值万物复苏、百花齐放，一片富贵平安、天地祥和之态。在这个时候，必须要提防前列腺炎这个"小东西"的袭击	春天温暖潮湿，容易滋生病菌，导致前列腺感染，或者可能出现季节性感冒、扁桃体发炎，引发咽喉炎等感染性疾病，进而引发前列腺炎。春天之时，寒潮尚未全退，昼夜温差变化大，交感神经兴奋性增强，前列腺可能发生慢性充血现象，进而导致前列腺炎
夏季护腺	有些前列腺炎患者发现，每当到炎热的夏季，那些恼人的尿急、尿频、尿不尽等症状明显有所减轻了	夏季天气炎热，汗腺分泌量增加，尿次自然减少，再加上湿热的气候可使前列腺周围的括约肌放松，血管扩张，血液循环加速，缓解了前列腺炎的水肿、充血等症状
秋季护腺	一场秋雨一场凉，立秋过后，"秋老虎"正式到来，前列腺炎患者也在此期间明显增加，患者普遍存在尿频、尿急、尿不尽症状	由于天气转凉使得人体交感神经兴奋性增强，使前列腺收缩，而腺管和血管扩张，造成慢性充血，使得尿道内压增强，严重时甚至可以引起逆流，前列腺炎也就随之爆发开来
冬季护腺	进入冬季，不少男性都是苦不堪言，只是因为他们的前列腺全都"感冒"了	冬季，寒冷的天气使得交感神经兴奋性增强，导致前列腺慢性充血，进而引发前列腺炎。另一方面，由于天气转冷，半夜有尿意也不愿意起床，憋尿憋到天亮，这也是导致前列腺炎发生的因素之一。

✚ 四季护腺须知

1

春季虽然是前列腺炎的易发期，但同时也是治疗前列腺炎的黄金期。从现代医学的角度来说，春季气温回升会使前列腺周围的肌肉比较松弛，使水肿和充血的症状有所减轻，尿道也会变得相对通畅，配合医生治疗效果会更明显。

2

夏季的时候必须明白，等天气稍有转凉，所有症状又会恢复原样。所以这时候也要养成有规律的生活习惯，绝不能擅自停药或中断治疗。

4

冬季正是人体阳气收敛的时候，所以在这个季节，护"腺"就显得非常有必要。不憋尿、多喝水、修身养性、保持乐观、注意饮食平衡等，是冬季护腺的重要部分。

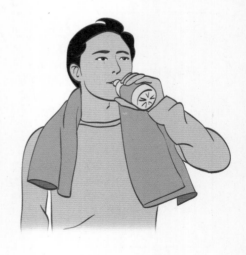

3

秋季干燥，所以要多喝水，通过排尿起到冲洗尿道、促进前列腺分泌物排除的作用；还要戒烟、禁酒，加强体育锻炼，提高自身抵抗力。

青年男性需注意前列腺炎

前列腺作为男性的主要附属性腺，其会因保护不力在不同的阶段而发生不同的疾病。就拿其中的前列腺炎这一疾病来说，此病明显青睐于成年男性，且多为反复性的慢性前列腺炎，常由尿道炎、精囊炎或附睾炎引起，让人烦不胜烦。

成年男性过早地或频繁地参与性活动，是导致前列腺炎提早到来的主要原因。热恋中的亲昵抚触行为，会使男性因性兴奋而大量分泌前列腺液。而青春冲动得不到释放或手淫过度，会使盆腔长时间充血，导致前列腺液在腺体内淤积壅塞，长此以往会造成细胞缺氧、坏死，出现前列腺肿胀等前列腺炎的早期症状。随着社会开放程度的加深，近几年前列腺炎年轻化趋势明显。

✚ 儿童时期（未成年）

此阶段睾丸、前列腺发育缓慢，故发病概率极低。

✚ 老年时期

这段时期，人体内的各个器官就像眼角出现皱纹一样，逐渐变得衰老起来，同时雄激素分泌水平大幅度降低，睾丸功能退化，前列腺炎发生率也随之下降。这时，前列腺会逐渐变得肥大，另一种疾病——良性前列腺增生就出现了。

✚ 青壮年时期（成年后）

首先，这段时期是男性性功能旺盛期，对于诱惑特别是性诱惑的抵御力极低，性活动频繁（包括手淫），在性兴奋的情况下前列腺多次反复充血，诱发前列腺炎。其次，此时期里内分泌最为旺盛，如不注意个人卫生，病原体顺着尿道可进入前列腺，形成前列腺炎，其中又以慢性前列腺炎为主。

男性朋友（尤其是成年男性朋友）要知道，前列腺是人体的重要部位之一，一旦这个部位出现了问题，必须及时去正规医院接受治疗。

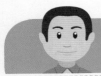

司机易患前列腺炎

在众多的泌尿科疾病之中，前列腺炎是威胁男性健康的一大杀手。而在众多的前列腺炎患者之中，数据调查显示，司机这一职业更是这一病症的高发人群。为什么司机易患前列腺炎呢？因为司机身上背有"四座大山"。

✚ "四座大山"

（1）经常憋尿

作为职业司机，经常在不同的城区、城市之间往返，时间紧迫，加之厕所难寻，所以不少职业司机平日都是不敢喝水，有了尿意也只能憋着。而人体的毒素一部分是通过尿液排到体外的，喝水少导致尿液浓缩，存贮在膀胱中的时间一长，就极易使旁边的前列腺受到感染，引发前列腺炎。

（2）喜欢抽烟喝酒

不少职业司机都有熬夜这一习惯，同时为了保持精神的高度集中，也喜欢抽烟喝酒。大量的烟酒被摄入体内，可影响前列腺的血液循环，更容易引发前列腺炎。

（3）久坐不动

无论是出租车司机或是大货车司机，经常是早上上车晚上下车，一天十几个小时都坐在车上，很少挪动身体，这样长时间地久坐不动，会让前列腺受到压迫，进而导致前列腺液排泄不畅。经年累月地这样持续，前列腺发生感染的可能性也就增大了，严重时还有可能导致不育。

（4）多熬夜

司机是一个苦累的职业，有些司机为了生活，都是昼夜不停地工作，身体得不到休息，这样长时间地超负荷工作，会影响自身的代谢与机体修复，降低自身的免疫力，极易引发前列腺炎。

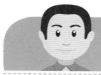

前列腺炎与前列腺癌无关

Q 最近经常尿急、尿不尽，朋友说可能是前列腺炎或前列腺癌，这两者有何区别？前列腺炎会导致前列腺癌吗？

A 不会。到目前为止，还没有充分的证据表明前列腺炎会发生癌变。二者虽然早期症状相似，但在发病原因、发病年龄、发病率和后期的治疗效果等方面存在着巨大差异。

前列腺炎与前列腺癌的区别		
	前列腺炎	前列腺癌
病因	前列腺炎大多是由病原体由尿道进入前列腺，引起前列腺充血、水肿而引发的	前列腺癌是指发生在前列腺上皮或间叶的恶性肿瘤，是一种雄激素依赖性疾病，分为原发性和继发性两种，原发性前列腺癌是由于前列腺组织内正常的细胞在某些因素诱导下发生基因突变引起的，与前列腺炎没有必然的联系
患者年龄	前列腺炎患者多为成年男性，以 25~40 岁成年男性为最多	前列腺癌的发病高峰年龄是 70~80 岁，家族遗传型前列腺癌患者发病年龄稍早，约为 55 岁
后期的治疗效果	前列腺炎虽然难治，但却不是不可治，只要患者配合治疗，还是可以治愈	前列腺癌患者早期都没有明显的症状，故被发现时大多已是晚期，患者只能依靠药物、理疗等方式提高治疗的可及性，延长生命

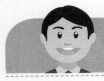

前列腺炎患者饮食宜忌

俗话说"药补不如食补"，所以前列腺炎患者在进行药物治疗的同时，最好辅助以饮食疗法，从而达到完全治愈的目的。

1 前列腺炎患者宜食

前列腺炎患者宜选用富含锌的食物，如牡蛎、腰果等；可以选用具有消炎杀菌功能的食材，如苦参、车前草等。

2 前列腺炎患者忌食

前列腺炎患者宜清淡饮食，禁酒及辛辣刺激之物，大葱、辣椒等刺激性食物会引起血管扩张和器官充血；少食辛辣、肥甘之品，少饮咖啡。

✚ 前列腺炎患者食谱

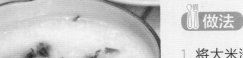

• 海参淡菜粥 •

原料 海参、淡菜各 20 克，红枣 10 克，大米 100 克，葱花、盐、味精、芝麻油各适量

做法

1. 将大米洗净，浸泡；海参泡发洗净，切成小块。
2. 淡菜泡发洗净；红枣洗净切好。
3. 置火上，放大米、淡菜、红枣加水煮熟。
4. 放入海参煮至粥浓稠，加盐、味精、芝麻油调匀，撒上葱花即可。

· 茅根红豆粥 ·

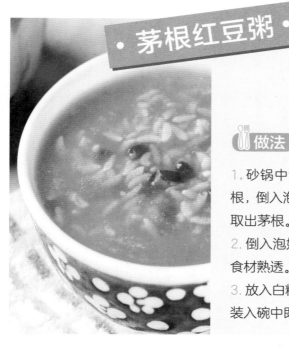

原料　水发大米 150 克，水发红豆 90 克，茅根 50 克，白糖 25 克

做法

1. 砂锅中注入清水烧开，放入洗净的茅根，倒入泡好的红豆，小火煮约 15 分钟，取出茅根。
2. 倒入泡好的大米，小火煮约 30 分钟至食材熟透。
3. 放入白糖，煮至其溶化，关火后盛出，装入碗中即可。

· 西芹丝瓜胡萝卜汤 ·

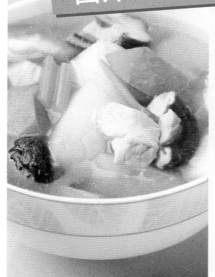

原料　西芹 40 克，丝瓜 35 克，胡萝卜 250 克，盐 5 克，高汤适量

做法

1. 将胡萝卜洗净去皮，切片，放入高汤内煮好。
2. 将西芹洗净切段，丝瓜洗净切段，用热水焯过，捞出过凉。
3. 将所有原料放入高汤内煮熟，加入盐拌匀调味，关火后盛出即成。

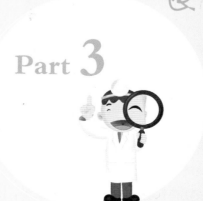

Part 3

前列腺增生

前列腺增生作为男性的第三大疾病，不分昼夜地纠缠着中老年男性，令其对之烦不胜烦却又偏偏无可奈何。所谓治病不如防病，及早发现前列腺增生病发的信号，改变生活方式，改善饮食平衡，利用科学老偏方，就能轻松缓解前列腺增生所带来的痛苦。

前列腺增生影响生活质量

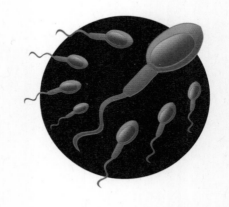

常有一些中老年前列腺增生患者认为，既然患前列腺增生了，为了身体的健康，性活动也该停下来了。实际上，这种担心完全是没有必要的，因为前列腺增生既不损伤阴茎的生理结构，又不会影响神经、血管和内分泌等系统的功能，只要有足够的体力和合理的安排，病情稳定的患者其实也能过好性生活。

许多患者最为担心的一点，就是过上性生活会让前列腺充血，使前列腺平滑肌收缩，从而加重排尿困难，甚至出现尿潴留现象。而实际上，在进入高潮时，前列腺虽然有短期充血，但在射精之后阴茎会很快疲软下来，血管也可以迅速地得到舒张，充血会快速消退。只要身体条件允许，性功能又好，这类中老年患者完全可以过上合理的性生活，不会加重排尿问题。当然，要尽量避免在劳累、心情不佳的情况下同房。房事前最好先排尿，避免因尿胀而急于小解，引发不必要的尴尬。反之，绝对禁欲对前列腺增生患者不一定有利，从精神和心理层面上来讲，甚至可能是一个伤害。

另外，前列腺增生也不会影响生育。因为精液是由精子、尿道球腺液、前列腺液、精囊液生成的，其成分一般不会发生改变，故而此病不会影响男人的生育能力。但由于此病患者多为老年人，此时是否具有生育能力已不是主要问题了。

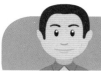

什么是前列腺增生

《素问·阴阳应象大论》中说："年四十，而阴气自半矣，起居衰矣。"此处"阴气"指的是肾气，肾气为一身之气的根本。这说明40岁之后，身体的器官都会开始"走下坡路"，如鬓角的黑发衰老变成白丝。而前列腺这一小小器官却与众不同，非但不会萎缩，增大的概率还会逐渐增加。所以对于一部分男性来说，50岁左右出现的排尿困难等症状，即是前列腺增生。

良性前列腺增生（BPH），俗称"前列腺肥大"，是前列腺的一种良性病变，是中老年男性常见疾病之一。所谓增生，是指细胞有丝分裂活跃而致组织或器官内细胞数目增多，造成组织或器官体积增大的现象。众所周知，前列腺与睾丸密不可分，其生长依赖于睾丸中的间质细胞所分泌的雄激素。10岁之前，男性睾丸未曾发育，只如花生米大小，故而前列腺生长缓慢；10岁开始睾丸开始发育，雄激素分泌量增加，前列腺逐渐发育、成长；青春期之后，其生长速度进一步加快，24岁发育达至顶峰，30~40岁左右基本固定，重约20克。

✚ 前列腺增生常见的致病因素

根据医学上的统计，70岁以上的老年人几乎都存在前列腺增生的病症。前列腺增生的原因是体积变大，造成了对尿道的冲击，进而导致男性出现尿频、尿急、尿不尽等症状，严重者甚至会造成尿潴留。为了避免受到此病的侵害，我们就需要了解病因，及早采取预防措施。

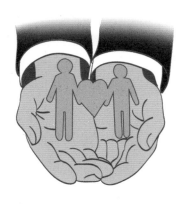

（1）房事过于频繁

现在很多的年轻男女朋友对性生活没有节制，使得男女体内的激素有严重的变化，久而久之前列腺组织就会因为长期充血而增大。

（2）进食辛辣刺激性的食物

辛辣刺激食物不但导致肠胃消化不良，还会使得前列腺充血，长期食用，就会导致前列腺增生。

（3）不善于锻炼

主要表现在长期久坐，缺乏体育锻炼。体育锻炼可以加快血液循环和新陈代谢速度，进而持续保持前列腺健康。

（4）激素平衡失调

前列腺增生与体内雄激素及雌激素的平衡失调关系密切。睾丸酮是主要的男性雄激素，在酶的作用下，会变为双氢睾丸酮，是刺激前列腺增生的活性激素。

（5）其他疾病的影响

很多男性朋友都因为前列腺炎症没有得到有效的治疗，或患有其他疾病，比如尿道炎、膀胱炎、精囊炎等生殖系统疾病，导致前列腺组织充血而增生。

（6）抽烟酗酒

很多患者都有抽烟酗酒的历史。烟中含有很多的有毒物质，会降低人体的免疫力和抵抗力，使得男性更容易患上疾病；而大量饮酒会抑制神经，还会引发前列腺充血，引发前列腺疾病。

✚ 这些症状，你中招了吗

前列腺增生早期由于代偿，没有显著的表现，随着下尿路梗阻加重，症状逐渐明显。临床症状包括储尿期症状、排尿期症状、排尿后症状和其他症状。

（1）储尿期症状

①尿频、夜尿增多。尿频为早期症状，先为夜尿次数增加，但每次尿量不多。膀胱逼尿肌失代偿后，发生慢性尿潴留，膀胱的有效容量因而减少，排尿间隔时间更为缩短。若伴有膀胱结石或感染，则尿频愈加明显，且伴有尿痛。

②尿急、尿失禁。下尿路梗阻时，50%~80%的患者有尿急或急迫性尿失禁。

（2）排尿期症状

排尿困难：随着腺体增大，机械性梗阻加重，排尿困难加重，下尿路梗阻的程度与腺体大小不成正比。由于尿道阻力增加，患者排尿起始延缓，排尿时间延长，射程不远，尿线细而无力。小便分叉，有排尿不尽的感觉。如梗阻进一步加重，患者必须增加腹压以帮助排尿，呼吸使腹压增减，出现尿流中断及淋漓。

（3）排尿后症状

尿不尽、残余尿增多：残余尿是膀胱逼尿肌失代偿的结果。当残余尿量很大，膀胱过度膨胀且压力很高，高于尿道阻力时，尿便自行从尿道溢出，称充溢性尿失禁。有的患者平时残余尿不多，但在受凉、饮酒、憋尿、服用药物或有其他原因引起交感神经兴奋时，可突然发生急性尿潴留。患者尿潴留的症状可时重时轻，部分患者可以急性尿潴留为首发症状。

（4）其他症状

前列腺黏膜上毛细血管充血及小血管扩张并受到增大腺体的牵拉或与膀胱摩擦，当膀胱收缩时可以引起镜下或肉眼血尿，是老年男性常见的血尿原因之一。膀胱镜检查、金属导尿管导尿、急性尿潴留导尿时膀胱突然减压，均易引起严重血尿。

泌尿系感染。尿潴留常导致泌尿系感染，可出现尿急、尿频、排尿困难等症状，且伴有尿痛。当继发上尿路感

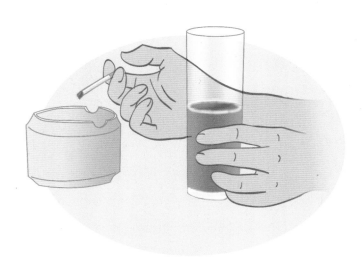

染时，患者会出现发热、腰痛及全身中毒症状。平时患者虽无尿路感染症状，但尿中可有较多白细胞，或尿培养有细菌生长，手术前应治疗。

膀胱结石。下尿路梗阻，特别在有残余尿时，尿液在膀胱内停留时间延长，可逐渐形成结石。伴发膀胱结石时，患者可出现尿线中断、排尿末疼痛、改变体位后方可排尿等表现。

肾功能损害。输尿管反流、肾积水多导致肾功能破坏。患者就诊时的主诉常为食欲不振、贫血、血压升高，或嗜睡和意识迟钝。因此，对男性老年人出现不明原因的肾功能不全症状，应首先排除前列腺增生。

长期下尿路梗阻可出现因膀胱憩室充盈所致的下腹部包块或肾积水引起的上腹部包块。长期依靠增加腹压帮助排尿可引起疝、痔和脱肛。

患者早期可表现为与年龄不相符合的性欲增强，或者平日里性欲平常，突然变得强烈起来。当男性出现这种情况时，请务必当心。这往往是由于前列腺增生，使前列腺功能紊乱，反馈性地引起睾丸功能一时性加强所导致的。

以上为大家介绍的是前列腺增生的患病信号，希望能够为大家带来帮助。男性朋友尤其要注意保护自己的身体健康，注意以上症状的出现，如果发现自己患病必须及时地进行治疗，因为病情会越拖越严重。

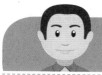

前列腺增生的征兆

常言道："人老肾气衰，屙尿打湿鞋。"就是指人老了之后出现排尿困难的问题，这是前列腺增生的强烈信号。

排尿困难是指排尿不畅、排尿费力。排尿困难的程度与疾病的轻重情况有关。病情较轻的患者排尿起始缓慢、无力、射程短、尿线变细或者分叉，而且有时候虽有尿意，但要站在厕所等几秒或几分钟之后，小便才"姗姗而来"，排尿时间间隔短，排尿次数比往常多，甚至远远超过了正常情况。病情严重的患者由于长时间排尿不畅，腹部压力增高，尿线已不成线，被点滴状所取代，直至最后排不出尿，后期可能出现膀胱结石，甚至发展为尿潴留。

➕ 排尿困难可以由机械原因所致

膀胱颈部以下部位的梗阻性疾病都可能引起排尿困难。这些疾病主要有膀胱颈部梗阻、前列腺增生症、尿道狭窄、膀胱邻近器官的肿瘤压迫引起的梗阻等。

➕ 排尿困难也可以由于动力性原因所致

这包括神经系统功能障碍和膀胱逼尿肌功能障碍两个方面。神经系统功能障碍的原因有神经源性膀胱、麻醉后、脊髓疾病（包括畸形、损伤、肿瘤等）、晚期糖尿病的并发症等；膀胱逼尿肌功能障碍方面的原因有逼尿肌—括约肌功能失调等。

有些排尿困难可以同时由上述两种原因引起。如前列腺增生患者，早期可能因增生的前列腺造成梗阻而导致排尿困难，如果得不到及时的治疗，到后期可能导致膀胱逼尿肌损伤，引起动力性排尿困难。

严重的前列腺增生不仅会对患者造成生理痛苦和精神压力，还有可能引起严重并发症，危及生命。因此，当排尿出现问题时应及时就诊。

前列腺增生的诊断方法

很多时候，患者都能够初步判断自己的疾病以及程度的轻重，但还是很难全面地把握病情，只能对自己的判断半信半疑，不能给予肯定的结论，这就需要医生来帮助做进一步的诊断。就前列腺增生而言，医生会通过一系列复诊检查，来对此疾病进行诊断。

✚ 四大诊断方式

直肠诊断

这是诊断此病最简易和必须进行的手段。直肠诊断可触及前列腺本身，前列腺增生时，前列腺会变大，表面光滑质韧，边缘清楚，中央沟变浅。

B超检查

B超检查不但可以清晰地显示出前列腺的形态、大小及性质，而且还可以分析其内部结构，可以为其他疾病的诊断鉴别提供依据，因其对患者无损伤，所以也可以进行反复检查。经直肠B超检查更为准确，并能显示出患者排尿时尿道内有无变形与移位，从而能反映出膀胱出口处梗阻的动态改变。经腹部B超可测定膀胱内残余尿量，了解有无膀胱结石以及上尿路有无继发积水等问题。

尿流动力学检查

如果排尿困难，主要是由于逼尿肌功能失常引起，那么就应该做尿流动力学检查。当尿量在200~500毫升时，测量数据比较准确；当尿量少于200毫升时，其可靠率降低，但用相对排尿阻力（RVR = T/MFR，其中T为排尿时间，MFR为最大尿流率）的计算可弥补此法的不足，其正常值通常不大于2.20。

其他检查

膀胱镜检查，有下尿路梗阻而前列腺不大，或有血尿，或怀疑膀胱内有其他病变者可选用此法；前列腺特异抗原（PSA）测试，血清PSA正常值为4ng/ml，前列腺若有结节或质地较硬时，患者可选用此法。

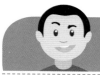

中医治疗前列腺增生

我国传统中医认为，前列腺增生属于"癃闭""淋证"等范畴，临床分为肾气不足、气滞血瘀和热毒郁结三个证型。中医治疗前列腺增生，除了积极的药物治疗外，中医理疗方法对前列腺增生的治疗效果也是极佳的。

按摩理疗方法

步骤 1· 用掌摩法顺时针摩腹，约 5 分钟，以其局部有发热感觉为佳。

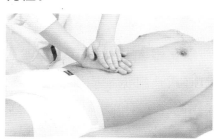

步骤 2· 用拇指指腹点按太溪穴 2 分钟，以局部有酸麻感觉为佳。

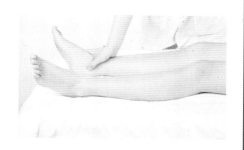

步骤 3· 点按涌泉穴 2 分钟，以脚底有发热感觉为佳。

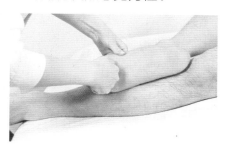

步骤 4· 点按三阴交穴，约 2 分钟，以局部有酸麻感觉为佳。

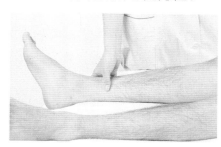

步骤 5· 按摩肾俞穴 2 分钟，以局部有酸麻感觉为佳。

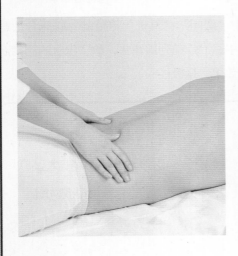

步骤 6· 按摩命门穴 2 分钟，以局部有酸麻感觉为佳。

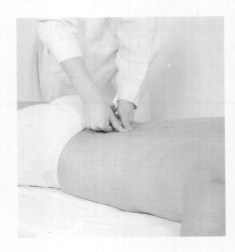

步骤 7· 按摩八髎穴 2 分钟，以局部有酸麻感觉为佳。

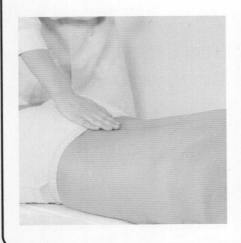

步骤 8· 用中指指尖按摩曲骨穴 100 次，自觉在阴部有酸胀感即可。

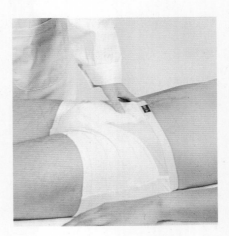

艾灸理疗方法

步骤 1· 将燃着的艾灸盒放于气海穴、关元穴上灸治，时间为 10~15 分钟。

步骤 2· 将燃着的一个艾灸盒放于肾俞穴上灸治，至患者感觉局部温热舒适而不灼烫为宜，时间为 10~15 分钟。

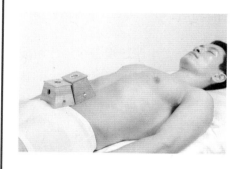

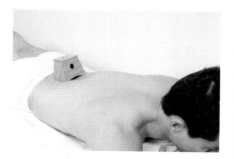

刮痧理疗方法

步骤 1· 用刮痧板边缘重刮足三里穴，以皮肤潮红出痧为度，时间为 2~3 分钟。

步骤 2· 用刮痧板边缘刮拭阴陵泉穴至三阴交穴，力度适中，稍出痧即可。

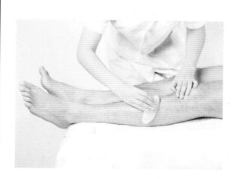

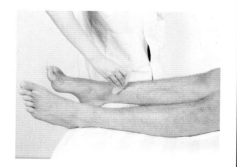

中西医结合治疗效果会更好

前列腺增生是一种老年男性的多发病，是内分泌失调等多种病因引起的一种前列腺良性病变。随着医学技术的飞速发展及医学研究的不断创新，前列腺增生的治疗方法越来越多，其中按照所属医学类型的不同分为中医治疗和西医治疗。很多患者在治疗前都会产生疑问，不知道该选择中医治疗还是西医治疗，其实，根据增生所属的分期不同可以选择不同但最合适的治疗方法。

中医治疗前列腺增生的原则主要是温肾益气、活血利尿，所选择的方法分为内治和外治。内治即药物治疗，中医的药物治疗注重补气、活血、化瘀，因大多数的前列腺增生患者都有气虚、血瘀等问题存在，故所开的药方多重用黄芪、丹参等药材，但也要结合不同患者来看。外治多为急症治疗方法，对症治疗，治标不治本，必要时可实行导尿之术。针灸疗法主要用于因前列腺增生所引起的尿潴留。

另外，中医正视各个治疗阶段患者的个体差异，强调整体观念，审因求治是中医在治疗前列腺增生上的一大优势，且在临床上也取得了一定的效果。如前列安通胶囊作为中药，含有超浓缩提取的"原腺酶"成分，拥有很强的穿透力，能够有效穿透前列腺上的三层坚硬包膜，直达病灶，其功效为"清热利湿，活血化瘀"，能够有效地缓解尿急、尿频、尿不尽等前列腺增生引起的症状。

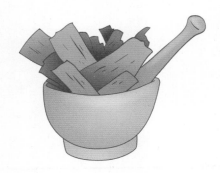

中西医治疗前列腺增生的优势和不足		
	西医治疗	中医治疗
优势	见效快，可做手术根除	副作用小
不足	药物治疗副作用大	杀菌效果不理想，见效慢，易复发

西医在治疗前列腺增生上是比较被世人所接受的，很多老年前列腺患者最终都会选择西医治疗。西医治疗分为药物治疗、物理治疗和手术治疗。根据患者分期的不同，可选择不同的疗法。

✚ 西医治疗前列腺增生的药物主要有四种

（1）α-受体阻断剂

主要功能是使血管平滑肌松弛，使血管扩张、外周阻力降低，缓解症状。

（2）5α-还原酶抑制剂

此药可减少DHT生成，主要功效是减少睾丸酮的分泌，从而缩小前列腺的体积。

（3）植物类药物

有些植物中的物质可抑制前列腺细胞的生长，使增生的前列腺体积回缩。

（4）类固醇（包括性激素类）药物

如强的松、地塞米松等。

物理治疗包括微波、射频、激光等。手术治疗是严重的前列腺增生患者最终的治疗方案，当剩余尿量低于60毫升，或因梗阻引起多种并发症时就应选择手术治疗。

总之，前列腺增生在治疗过程中还是应该了解发病原因及病人个体的症状、类型，因人而异地进行相关治疗。

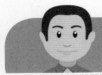

多数患者无需手术治疗

前列腺增生给病人造成巨大的痛苦，很多病人都希望在短时间内解除痛苦。大多数人会选择手术这种方式。那么，前列腺增生是否真的能"一切了之"呢？

这里要肯定告诉大家的是，前列腺增生不是"一切了之"，事实上大多数的增生都不需要手术。

第一，每个人前列腺增生的程度差别会很大，真正需要手术的人在患病人群中的比例占很小一部分。

第二，对大多数轻、中度患者，建议药物治疗。常用的药物有三大类：第一类是 α-受体阻滞剂，可以明显缓解病人排尿费力、小便次数多的症状；第二类是阻断睾酮转化中间环节，可以使前列腺增生的发展程度得到控制，在一定程度上使前列腺缩小，但绝不可能缩到正常水平；第三类是植物药，比如前列康，但效果要略差于前面两种药。

除了手术和药物治疗外，还有一些方法可治疗前列腺增生，如微波治疗。但由于这种治疗方法疗效不够显著，同时又比药物的风险大，所以现在国内外大多数医院都没有采用这种方法了。

✚ 国内外前列腺增生主要治疗方法

那么，目前国内外主要采取什么手段治疗前列腺增生呢？要了解目前国内外主要的治疗方式，首先得了解前列腺增生的绝对手术指征：

❶ 梗阻引起尿路结石；

❷ 反复的尿路感染；

❸ 形成上尿路积水，肾功能受影响；

❹ 前列腺血管曲张，反复出现血尿；

❺ 解不出小便，尿潴留。

当病人出现了上述情况，在身体条件许可的状态下，医生应推荐病人进行手术治疗。当病人的情况介于手术治疗和药物治疗之间时，医生应与病人充分沟通，在将两种治疗的优劣性告诉患者后，由患者自己来判断、选择，而不能将医生的意见强加在病人身上。

✚ 前列腺手术安全吗

目前，国际上大多数采用的方法是微创化的经尿道前列腺切除术，借助一些设备进行手术，包括通过内窥镜切除前列腺内腺，使用的工具包括激光、电刀、等离子电刀等。

正如我们所知，采用仪器设备治疗前列腺增生已成为各医院治疗前列腺的主要手段。经过多年的发展，许多设备技术都是比较成熟的，较好的有奥林巴斯、Stroz、Wolf等一些大公司的设备，国内外很多大医院使用的也都是奥林巴斯和Stroz的电切系统。

但是不管采用什么设备，前列腺电切术后都应该冲洗，没有绝对不冲洗的。因为前列腺增生术后，由于剥离了内腺，里面会形成一个敞开的创面，血液和组织液渗透出来，不冲洗的话容易形成血凝块堵塞尿管，影响病人恢复健康。

但是，对于必须进行手术的病人来讲，是选择传统的开放手术好呢，还是选择微创手术好？

前列腺增生的手术选择		
	微创手术	开放手术
优势	创伤小，不出血，时间短，患者恢复快	治疗效果好
不足	长期效果不佳，易复发	创伤大，恢复时间长，易出现并发症

虽然不是所有的前列腺疾病都需要手术治疗，但仍应该去正规医院，同时听从医生合理的建议。轻、中度的患者宜采用药物治疗，坚持长期服药，以减轻身体痛苦。而真正需要手术的患者也不用太紧张，因为这是医院常规开展的一项治疗手段，安全系数也是比较高的。

如何预防前列腺增生

　　前列腺增生发病率高、危害严重，对中老年男性的生殖健康和性健康具有严重的不良影响。为此，积极的自我保健的方法是防治前列腺增生疾病的有效手段。常见的自我保健方法可分为以下8种:

❶ 饮食宜以清淡、易消化为佳。患者要多吃瓜果蔬菜，并少食辛辣刺激的食物，戒烟戒酒，以减少前列腺充血、肿大等。

❷ 防止受寒，慎用药物。秋末至初春，天气变化无常，患者一定要注意防寒，预防感冒和染上呼吸道疾病；当生病之时，宜谨慎使用药物治疗，有些药物可加重排尿难度，当剂量大时甚至会出现急性尿潴留现象。

❸ 不可憋尿。憋尿会造成膀胱过度充盈，使膀胱逼尿肌张力减弱，排尿发生困难，容易诱发急性尿潴留，因此一定要做到有尿就排。

❹ 避免久坐。经常久坐会加重痔疮等病，又易使会阴部充血，引起排尿困难。经常参加文体活动及气功锻炼等，有助于减轻症状。

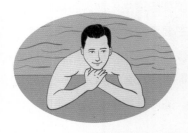

❺ 适度的锻炼。适度进行锻炼，有助于提高机体抵抗力，并改善前列腺局部的血液循环。

❻ 适量饮水。饮水过少不但会引起脱水，而且也不利于排尿对尿路的冲洗作用，容易导致尿液浓缩后形成结石。另外夜间应适当减少饮水，以免水后膀胱过度充盈。

❼ 尽可能少骑自行车。长期骑自行车会压迫尿道上端的前列腺部位，加重排尿困难。

❽ 每晚睡前，适当地进行穴位（涌泉、会阴、关元、中极等）按摩，并反复地做提肛运动。

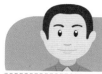

前列腺增生≠前列腺肥大

　　59岁的退休干部老朱和年轻小伙小张两人最近参加体检，被查出了前列腺增大。两人很是担心，于是来到男科门诊来咨询，希望病情能够得到控制。

　　老朱是退休干部，平日在家里喜欢读报、看新闻，锻炼机会不是很多；小张是外地人，在城里做销售，平时加班加点披星戴月的，好不容易有了一点经济基础，近期正准备和女友成婚，却突然碰到这个病了。

　　B超显示，老朱和小张的前列腺都有不同程度的增大，随后又做了一系列检查，最后诊断结果老朱是前列腺增生，而小张却是慢性前列腺炎。

　　很多时候，前列腺只是增大了，这与前列腺增生是两个完全不同的概念。每个人的前列腺大小各不相同，有些男性即使没有到50岁，也会出现前列腺增大，也有一部分人（比如小张）是因为前列腺炎就诊查出来的。因为前列腺发炎时，会导致前列腺充血水肿，进而导致前列腺体积增大。

　　在生活中，除前列腺炎之外，还有很多疾病也可以导致前列腺增大，如前列腺癌、前列腺结石等。

　　正常生理情况下，男性前列腺在青春期前缓慢生长，青春期后生长速度加快，25岁左右发育至顶峰，30~45岁间体积比较稳定，45岁以后，由于激素分泌紊乱等原因，前列腺开始逐步增生，体积也逐渐增大。一般50岁以后，这种由于老年生理性退行性改变引起的增生，称为良性前列腺增生。据统计，男性50岁时前列腺增生发生率为40%左右，随着年龄逐步增加，到90岁可达到100%。前列腺增生如果明显压迫前列腺部尿道，可造成膀胱出口部梗阻，会引起两类症状。

❶ 尿频、尿急、夜尿增多及急迫性尿失禁等膀胱刺激症状。

❷ 尿无力、尿线变细、尿等待、排尿困难等症状，严重时还可出现尿潴留。此时，前列腺指诊可发现前列腺体积增大，中央沟变浅或消失。

　　与前列腺增生不同，许多男性即使没有到50岁，也会出现前列腺增大，这种情况经常发生在中青年男性中。前列腺发生炎症时，会导致前列腺充血水肿，B超下可发现前列腺体积增大，有时可伴有钙化或囊肿。前列腺炎还可以出现尿频、尿急或会阴部坠胀不适等症状，但也可能没有任何症状。一般来说，如果没有前列腺炎的这些症状，我们多考虑是无症状性前列腺炎，可以暂时无需用药物治疗，只需要从生活方式上面进行调节，比如不要久坐、不憋尿、规律排精等。如果有尿频、尿急、尿痛这些症状，进一步检查可以出现前列腺指诊体积稍大、压痛，前列腺液检查白细胞增多、卵磷脂小体减少、酸碱度发生改变等，严重时可能引起精子质量下降，这时就要考虑是前列腺炎。

所以，退休干部老朱和年轻小伙小张虽然通过B超检查都可以发现前列腺增大，但因其年龄阶段、临床表现以及其他检查结果都不相同，最后的阶段结果也不相同。前者一般属于前列腺增生，后者更多地属于前列腺炎引发的前列腺增大。

在治疗预后方面，两者也不相同。前列腺增生，临床症状轻微或体积较小者可以行等待性观察，定期复查前列腺B超、指诊；较重者可以采用口服药物治疗，但药物大多只能缓解症状，有一定的缩小前列腺体积作用；严重者则需要前列腺电切手术等方法治疗。前列腺增生病程较缓慢，在对症治疗、定期随访的基础上，症状可以得到控制，病情会比较稳定；前列腺增大以药物治疗为主，如果是细菌性感染的就要考虑使用抗生素，如果是无菌性感染的就不能滥用抗生素，选用植物制剂、α-受体阻滞剂、中医中药，同时配合塞肛、灌肠等外用方法，一般来说预后较好，多数都能明显缓解临床不适症状。

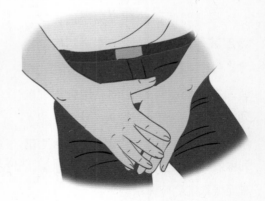

前列腺增生与癌变无关

Q 最近排尿需要很长时间，尿不尽，朋友说可能是前列腺增生或前列腺癌，这两者有何区别？前列腺增生会发展演变为前列腺癌吗？

A 在发病早期，前列腺癌与前列腺增生的症状相似。

但这两大疾病的病变部位和性质是不同的。

前列腺增生主要发生在前列腺中央区域的移行带，而前列腺癌则主要发生在前列腺的外周带。

由于前列腺癌潜伏期长（20~30年）、起病隐蔽，且不易与前列腺增生等疾病相鉴别，因此检查尤为重要。

患者可以放心的是，前列腺增生与前列腺癌是两种完全不同的病理进程，目前还没有良性前列腺增生能向前列腺癌转化的证据。前列腺增生是一种良性病变，其发病原因与人体内雄激素与雌激素的平衡失调有关，多数老年男性有不同程度的前列腺增生。不过，前列腺增生可以与前列腺癌同时存在。

老百姓往往"谈癌色变"，但前列腺癌一直被称为"相对温和的癌症"。据统计，2004年，美国有24万前列腺癌新发患者，最终仅3万人因此离世。早发现、早治疗，是前列腺癌治愈的关键。

因此，老年男性出现排尿问题，千万不能想当然认为是前列腺增生，一定要到正规医院的泌尿外科进行相关检查。

前列腺癌的易患人群：

55~80岁的男性

家族里有前列腺癌患者

高脂肪、高蛋白饮食摄入过多者

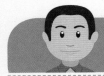

青年也会患前列腺增生

在很多人的眼中, 前列腺增生是中老年人的常见病, 然而, 前列腺增生并不是老年人的"专利"。前列腺增生的高发人群一般为四十岁以上的男性, 但工作压力大、生活不规律、长期久坐、精神紧张等因素, 使得前列腺增生患者越来越趋于年轻化。

不良的生活习惯会引发年轻男性前列腺增生。因为青壮年时期是前列腺分泌最旺盛的时期, 而前列腺液越活跃, 细菌就越容易滋长。特别是青少年, 精力旺盛, 容易出汗, 而很多青少年却不注意个人卫生, 更容易导致细菌感染。另外, 由于青壮年时期正是男性性功能旺盛期, 性活动频繁, 在性兴奋的刺激下易导致前列腺反复充血而诱发炎症, 而且如果有不洁的性生活, 也容易将细菌带入前列腺, 引发前列腺增生或前列腺炎。许多人之所以得病, 是因为违背了身体正常的作息规律, 或者是由于饮食不当、情绪不佳、精神压力大等, 破坏了身体的自愈能力和微循环。如果病得不是特别严重, 自己注意饮食作息, 可以靠身体的自愈能力来治愈; 如果严重, 就需要对症下药, 用中药调理, 加上注意饮食、作息便可以治愈。

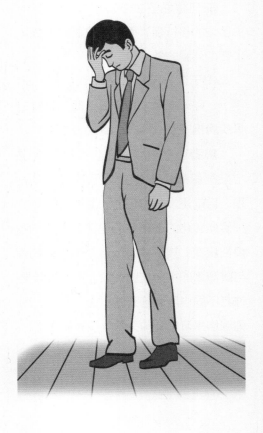

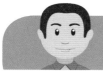

患者要慎用感冒药

有时候天气骤变，很容易引起感冒。对于前列腺增生患者来说，要尽力避免感冒，即使感冒了，也要慎用感冒药。

现在一般用于临床的感冒成药，其中大多含有抗组胺成分，如速效伤风胶囊、感冒通、克感敏、维C银翘片、感冒灵等复方感冒制剂中，都含有扑尔敏（一种抗组胺成分）。此外，类似扑尔敏的抗组胺成分还有苯海拉明、非那根、赛庚啶等。正是这种能够消除或减轻临床出现的喷嚏、流泪和流鼻涕等症状的药物成分，对神经系统有着较强的抑制作用。众所周知，人体的排尿活动是受神经系统支配的，当支配排尿活动的交感神经兴奋时，其末梢会释放出一种叫乙酰胆碱的物质，乙酰胆碱能促使膀胱逼尿肌收缩，从而引起并维持排尿。而感冒药中的抗组胺成分，能够阻滞乙酰胆碱的活性，使得膀胱逼尿肌和括约肌松弛，收缩力减弱。而前列腺增生患者本身便是因为前列腺肥大压迫尿道，导致排尿出现困难的，如果还服用含有抗组胺成分的感冒药，就会因为膀胱逼尿肌和括约肌松弛，无力收缩而加重排尿困难，甚至出现尿潴留等症状。

✚ 改变生活方式，防前列腺增生

对于前列腺增生的预防措施，我们可以通过改变生活方式来达到预防前列腺增生的目的。其包括不要熬夜或者过度疲劳，适当运动，保持大便通畅等；饮食上要少喝含酒精和咖啡因的饮料，避开辛辣刺激性食物，戒烟禁酒；另外，适当泡热水浴、舒缓紧张情绪、避免久坐以及合理地进行性生活，对于前列腺的保养均有一定的积极作用。

前列腺增生患者饮食宜忌

前列腺增生是男性中老年人的常见疾病，大约每三个中老年人当中即有两个患上此病症。

1 前列腺增生患者宜食

患者宜多食新鲜水果、蔬菜、粗粮及大豆制品；适当服食种子类食物，如南瓜子、葵花子等，对于治疗前列腺增生有很好的作用。

2 前列腺增生患者忌食

增生的前列腺遇到热性刺激食物会充血肿胀，遇寒冷刺激又会收缩，因此，患有前列腺增生的患者不宜吃生冷食物。

✚ 前列腺增生患者食谱

· 白菜老鸭汤 ·

原料 老鸭 1000 克，小白菜 100 克，葱白、姜片各 10 克，盐 5 克

做法

1. 将老鸭洗净，炒 2 分钟捞出；小白菜洗净，备用。
2. 另起锅，放入炒好的老鸭，加入葱白、姜片，加入适量清水炖煮 1 个小时。
3. 捞出葱白、姜片，放入小白菜和盐略煮片刻，至小白菜软熟即可。

· 薏米绿豆汤 ·

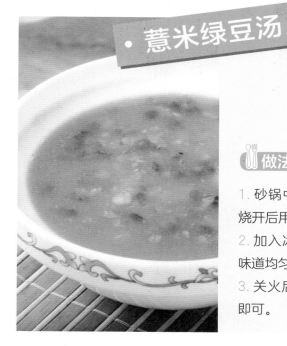

原料 水发薏米 90 克，水发绿豆 150 克，冰糖 30 克

做法

1. 砂锅中注水烧开，倒入绿豆、薏米，烧开后用小火煮 40 分钟，至食材熟透。
2. 加入冰糖，煮至溶化，继续搅拌使汤味道均匀。
3. 关火后盛出煮好的甜汤，装入汤碗中即可。

黄瓜粥

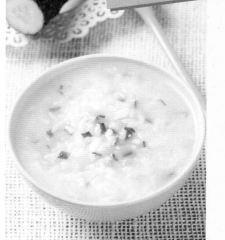

原料 黄瓜 85 克，水发大米 110 克，盐 5 克，芝麻油 3 毫升

做法

1. 将洗净的黄瓜切成小丁；砂锅注水烧开，倒入洗净的大米，拌匀，煮开后用小火煮 30 分钟。
2. 倒入黄瓜丁，煮沸，加盐、芝麻油搅匀，至食材入味即可。

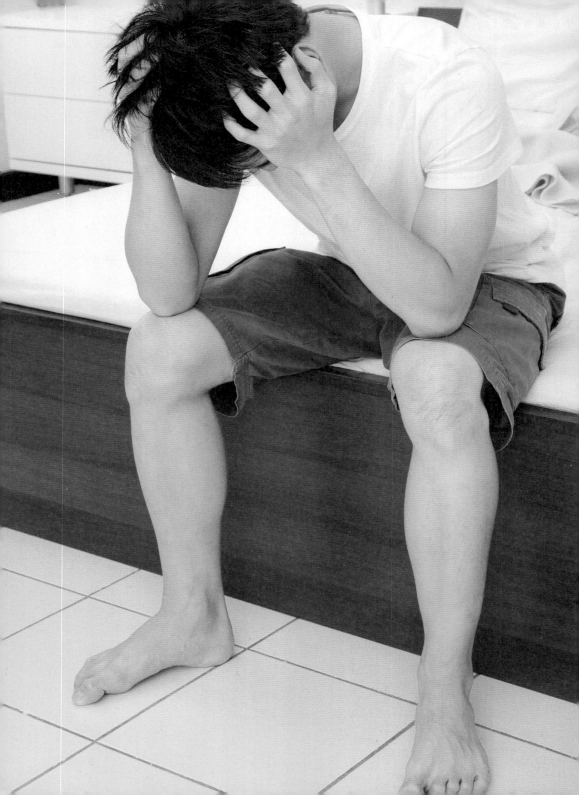

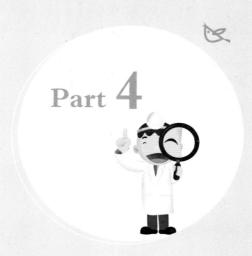

Part 4

早泄

　　现代生活的快节奏、高压力等特点给越来越多男性的心理和生理都缚上了沉重的"枷锁"，早泄、情绪低落、失眠、烦躁等问题时常缠绕着都市男性。早日摆脱早泄的纠缠，成为一个能"持续作战"的英雄，已成为多数成年男性心中的共同期盼。

什么是早泄

据各种早泄的流行病学研究显示，早泄是男性最常见的性功能障碍疾病，其患病率为20%~30%，已经成为世界各地泌尿外科和男科临床诊疗中最为常见的疾病之一。那么，到底什么是早泄？

✚ 早泄的定义

关于早泄的定义，至今医学界尚无统一的标准，常见的有以下几种：

❶ 从女方的角度来看，美国心理学家约翰逊博士和美国性学家威·马斯特斯博士认为，只要一半以上的射精发生在女方还未到达高潮之前，即为早泄。

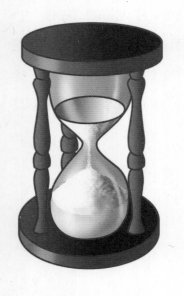

❷ 从男方的角度来看，性交过程中，由于经常做不到主动和理性地去控制射精时间和高潮的到来，而不情愿地射精，即为早泄。

❸ 我国著名的泌尿外科医学家吴阶平教授认为：男子性生活的正常时间是2~6分钟，低于2分钟者为异常。据此，临床医生将阴茎能够勃起，但在未送入阴道或刚送入阴道就射精，时间往往不到1分钟者称为早泄。

❹ 另外还有一种观点认为：对比自身以往的性生活的持续时间明显缩短，比如，以往性生活时间为20~30分钟，而现在缩短至10分钟，并且双方对此均是不满意的情况，也可认为是早泄。

除了对早泄的定义有不同的看法外，还应该区分开几种早泄。

✚ 早泄的分类

原发性早泄

原发性早泄较为少见，且难以诊断，特点是：①第一次性交出现；②对性伴侣没有选择性；③每次性交都发生过早射精。

继发性早泄

继发性早泄又被称为获得性早泄，是后天"获得"的早泄，有明确的生理或者心理病因。其特点是：①过早射精发生在一个明确的时间；②发生过早射精前射精时间正常；③可能是逐渐出现或者突然出现；④可能继发于泌尿外科疾病、甲状腺疾病或者心理疾病等。

境遇性早泄

境遇性早泄又被称为"自然变异早泄"。这种疾病的患者射精时间时长

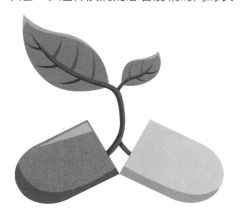

时短，过早射精也是时而出现。这种早泄不一定都是病理过程。其具体特点是：①过早射精不是持续发生，发生时间没有规律；②在将要射精之时，控制射精的能力降低，但有时正常，这点不是诊断的必要条件。

心理性假性早泄

这种疾病的患者射精潜伏时间往往在正常范围，一般患者是3~6分钟，甚至有些患者达到20分钟，患者主观地认为自己早泄，而实际上不过是心理障碍或与性伴侣关系不和等问题。其特点是：①主观认为持续或非持续射精过快；②为想象的过早射精或不能控制射精而焦虑烦恼；③实际插入阴道射精潜伏时间正常甚至很长，有些患者达到20分钟以上；④在将要射精之时，控制射精能力降低，但这点不是诊断的必要条件；⑤用其他精神障碍不能解释患者的焦虑。

由于早泄的定义不统一，对早泄患病率数据的收集方式亦不同，目前尚缺乏早泄患病率的循证医学数据。其患病率可能随着不同的地理环境、宗教信仰、种族及社会地位而有所改变。

✚ 早泄的诊断

诊断早泄通常有以下几种方法：

体格检查法

体格检查是最初评价早泄患者的一部分，包括内分泌系统和神经系统的简短检查，可用来鉴别和早泄或其他性功能障碍相关的基础医学情况。

精神心理学分析法

精神心理个性检测，如SCL-90-R自测表，这将有助于了解患者的精神健康状态。

阴茎震动感感觉度测定法

此法可以评价阴茎背神经向心性传导功能和脑神经中枢的兴奋性。这种检查方法操作简单，价格低廉，是一种非侵袭性检查手段，方便实用。

球海绵体反射潜伏期测定法

此法是用电刺激阴茎表皮，并在球海绵体肌利用肌电图作记录，以评价躯体神经反射弧的检查方法。

阴茎背神经躯体性感觉诱发电位测定法

此法是用电刺激阴茎背神经末梢，并在头皮记录脑电波变化，以评价

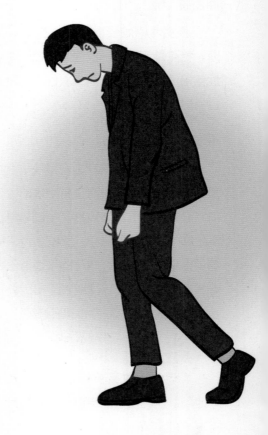

阴茎背神经向心性传导功能和脑神经中枢之兴奋性的比较客观的检查方法。

诊断早泄的一个基本前提是，夫妻双方必须是经过相当一段时间的共同生活后，持续出现早泄现象者，最后才可以认定是早泄。

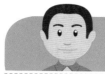

早泄不是肾虚

　　早泄就是肾虚吗？这是不少男性朋友关心的问题。不少人都认为早泄是肾虚引起的，于是就自行到药店买一些滋补肾虚的药物吃，但是补药吃了不少，病情却是有增无减，这是为什么呢？其实，将早泄问题归结为肾虚是一个很大的误区，这样的男性朋友往往对肾虚和早泄都不是很了解。

➕ 早泄不一定是肾虚所致

　　早泄是指男性性生活时间短，不能达到双方满意；而肾虚又称"肾亏"，是指肾的精气亏损。中医认为肾精可以滋养五脏，并认为精气亏损会导致病变，如阳痿、早泄、耳鸣、腰酸背痛等。但肾虚不是早泄的唯一原因，导致早泄的因素大体有：

（1）海绵体肌反射快

　　早泄者的阴茎海绵体肌的反射比非早泄者快。可能由于血中睾酮含量高，使神经中枢兴奋性增高，阈值下降，射精中枢容易兴奋而过早射精。

（2）生殖器官的疾病

　　阴茎包皮系带过短，妨碍充分勃起；精阜炎症处于慢性充血水肿状态，稍有性刺激即有性兴奋而很快射精。

（3）引起交感神经器质性损伤的疾病

　　如盆腔骨折、前列腺肿大、动脉硬化、糖尿病等疾病，可直接影响控制性中枢，对射精中枢控制能力下降而产生过早射精。

（4）心理压力大

　　由于手淫时多害怕被人发现和耻笑，心情紧张，力求快速射精，逐渐养成早泄的习惯。心理原因导致的早泄临床比较少见。

　　肾虚是导致早泄的一个原因，但并非是唯一原因。早泄患者如果想早日治愈，还是需要去正规医院做全面检查，明确是哪方面的问题，对症下药，这样才能彻底治愈早泄，完全摆脱早泄的折磨。

哪些情况下男人容易早泄

在广大的男性同胞中，大家普遍对于早泄非常痛恨，谈之色变。早泄是指阴茎在接触女性生殖器而未插入阴道前就发生射精，阴茎虽能勃起，但射精过早、过快，阴茎随即萎软而不能继续性交，是破坏夫妻和谐性生活的"小恶魔"。

那么，在哪些情况下男性更容易患上早泄呢？

✚ 5种情况让男人容易患上早泄

婚前性行为

有些青年婚前发生性行为，由于紧张，兴奋来得快，匆忙射精，婚后难以改变已经建立的射精方式。

性交次数太少

有些人由于工作、学习、生活紧张，或夫妻两地分居，或夫妻一方长期出差，因长时间未发生性交，性要求过分强烈而容易早泄。

有过度手淫史

有些人有过度手淫史，虽然手淫本身并不会直接引起早泄，但由于手淫时怕被父母或同宿舍伙伴发现，总想尽快结束，于是养成匆忙射精的习惯。

夫妻关系不融洽

在女人当家的家庭，丈夫由于对妻子过分畏惧、过度崇拜，自卑心理强烈，或对妻子怀有潜在的敌意而发生早泄。

器质性原因

器质性原因造成的早泄常伴有不同程度的阳痿，如前列腺炎、精囊炎、糖尿病神经病变、精阜炎、尿道炎、阴茎包皮系带过短等均可发生早泄。

✚ 慢性前列腺炎会致早泄

慢性前列腺炎导致的危害有多严重？不少男性朋友常提出这个问题。就早泄这一问题来说，慢性前列腺炎是会导致快感缺乏及早泄的。

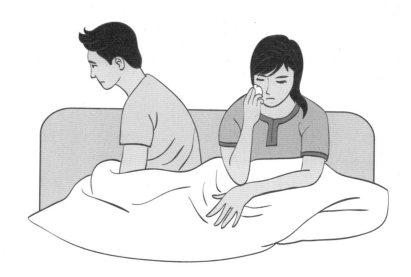

早泄与慢性前列腺炎有关

有些患者在查询病史并做了检查后，诊断为慢性前列腺炎、继发性早泄。原发性早泄大多是由于神经末梢过于丰富、敏感，刺激阈值过低引起；而继发性早泄往往是由于包皮过长、前列腺炎、尿路感染等问题引起。据临床统计，约有80%的继发性早泄与慢性前列腺炎关系密切。慢性前列腺炎是中青年男性多发病，与病菌感染、久坐、机体组织本身结构缺陷等因素有关。

前列腺炎导致早泄的原因

① 患慢性前列腺炎后，前列腺液分泌增多，也可抑制睾丸的功能，导致性功能减退而引起早泄或射精过

快。患慢性前列腺炎，使夫妻性生活不圆满，常造成抑郁不乐，也是早泄的重要心理因素。

② 有部分慢性前列腺炎患者由于治疗不及时或治疗不当，使性神经长期处于兴奋期，久而久之，就会出现性功能减退，甚至完全丧失。

③ 细菌性前列腺炎，可因细菌量多、毒力大引起重病，细菌产生的毒素及脓性物质直接刺激了前列腺的神经组织。

对于慢性前列腺炎引起的早泄，患者应正视，选择正规男科医院，在专业医生的指导下，有针对性地选择浓度高、对病原体杀灭作用强的药物来治疗，并辅以物理治疗来巩固疗效。

如何判断是否患上了早泄

（1）您平时的性欲望或性兴趣程度如何？

  A.很低   B.低   C.一般   D.较高   E.很高

（2）性生活时，阴茎勃起硬度足以插入阴道的频度如何？

  A. 几乎没有 B. 少数几次 C. 一半左右 D. 多数时候 E. 几乎总是

（3）性生活时，能够维持阴茎勃起直到完成性生活的频度如何？

  A. 几乎没有 B. 少数几次 C. 一半左右 D. 多数时候 E. 几乎总是

（4）性生活时，从阴茎插入阴道直到射精的时间有多久？

  A. 极短（＜30秒） B. 很短（＜1分钟） C. 短（＜2分钟）

  D. 比较短（＜3分钟） E. 不短（＞3分钟，＜21分钟）

（5）性生活时，您试图延长性交时间的困难程度如何？

  A. 很困难 B. 困难 C. 有些困难 D. 一般 E. 没有困难

（6）总体而言，您对性生活的满意程度如何？

  A. 很不满意 B. 不满意 C. 一般 D. 满意 E. 非常满意

（7）总体而言，您的配偶对性生活的满意程度如何？

  A. 很不满意 B. 不满意 C. 一般 D. 满意 E. 非常满意

（8）性生活时，您的配偶达到性高潮的频度如何？

  A. 几乎没有 B. 少数几次 C. 一半左右 D. 多数时候 E. 几乎总是

（9）您对圆满完成性生活的自信程度如何？

  A. 很低   B. 低   C. 一般   D. 自信   E. 很自信

（10）性生活时，有多少次感到焦虑、紧张或不安？

  A. 几乎没有 B. 少数几次 C. 一半左右 D. 多数时候 E. 几乎总是

  选A、B、C、D、E分别得0、1、2、3和4分，计算累计分数。分数大于13分为轻度早泄；分数10~13分时为中度早泄；分数小于10分为重度早泄。

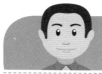

早泄和手淫的关系

《笑林广记》有诗曰："独坐书斋手作妻，此情不与外人知。若将左手换右手，便是停妻再娶妻。一抟一抟复一抟，浑身骚痒骨头迷。点点滴滴落在地，子子孙孙都姓倪。"由此可见，手淫这件"小事"是自古就有的。手淫是指通过用手来抚摸和刺激外生殖器，继而引发性兴奋，以使心理上得到暂时满足的一种行为。

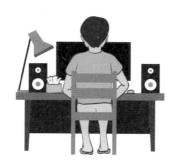

网络上关于手淫的消息也是铺天盖地，某漫画网站曾喊出"今天是撸sir，明天是 loser"的口号，号召广大宅男们放下"罪恶"的双手。

手淫之所以容易成为攻击目标，仅仅是因为在手淫过程中时常伴有的内心极大程度的焦虑和犯罪感，并由此形成了臆想中的"罪恶"。由此可见，手淫的危险首先不在于其自身，而是在于对手淫的种种误解。

那么，手淫与早泄有关系吗？

✚ 手淫跟早泄没有直接关系

目前尚无证据说明手淫与早泄有直接联系。如果手淫得法、适度，且一直是在不受打扰的安静环境下进行的，不但不会引起早泄，反而可以增强阴茎对性刺激的耐受力，使射精时间相对延长。

✚ 手淫有一定的风险

"手淫有害论"根深蒂固，使得许多男性朋友背负着沉重的"包袱"，从而产生了焦虑的情绪。由于手淫时害怕被人发现和耻笑，心情紧张，力求快速射精，手淫者逐渐养成了早泄的习惯。此外，还有一些人沉迷手淫带来的快感，长期无节制地频繁进行手淫活动，造成了在婚后射精过快和快感疲劳现象，夫妻感情也因此存在间隙，这就是所谓的早泄。当出现这些早泄情况时，患者应该及时到正规的男科医院就诊，检查出早泄的具体原因，对症下药。一般来说，早泄问题完全可以通过治疗达到痊愈的效果。

长期过度手淫不仅会导致早泄，还有可能造成以下危害：

❶ 长期过度手淫会引起精液质量下降、性欲减退，有的因射精刺激阈升高，以致在正常性生活时不能射精，可能影响生育。

❷ 长期过度手淫会造成慢性前列腺炎，引起尿频尿细、尿末滴白、下腹及会阴部不适、畏冷腰酸等症状。

❸ 长期过度手淫会使男性意志消沉，记忆力减退，注意力不集中，理解力下降，失眠，多梦，头昏，心悸等。

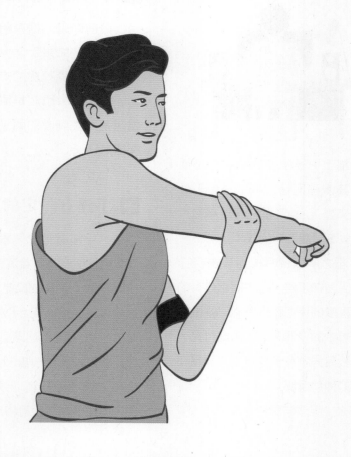

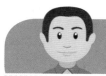

早泄是否影响生育

　　小王和妻子已经结婚八年了，至今也没有孩子。在结婚的前五年里，两人都不想要孩子，故而有意识地采取避孕措施。五年后，两人年龄也上来了，决定要个孩子，不想努力了三年还是一无所获。

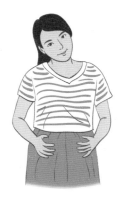

　　为了向大家证明自己没病，小王就来到了我的门诊。我带他做了一些相关的检查，结果他被诊断为早泄。我告诉他不要担心，这只是中度早泄。随后针对他的情况，我给他开了一点药，并嘱咐他用药方法和日常生活中的宜忌。

　　一个月后，小王再来我的门诊，高兴地告诉我他的妻子怀孕了。

　　像小王这样的中度早泄患者多不胜数，和小王不同的是，这些患者为了保住面子，大多将病情隐而不发，因此妻子迟迟不能怀孕。

✚ 多数的早泄患者都具有生育能力

　　早泄患者虽然具有性活动时间短、射精快等特点，但是大多还是能够将精液送入女性阴道内与卵子"汇合"，所以多数的早泄患者都具有生育能力。

✚ 在两种情况下，早泄患者可能没有生育能力

❶ 严重的原发性早泄患者表现为性反应过度，一旦有性活动或者受到性刺激就会立刻射精。往往在性生活过程中，在还没有进入女性阴道之前，精子就已经在体外射出，因此会造成女性不孕。

❷ 早泄是由于生殖器官发生病变而引发的。

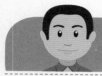

早泄需尽早治疗

性不和谐中最常见的问题就是早泄，早泄使性伴侣无法在性生活中获得满足，是夫妻不和甚至分道扬镳的导火索。尽管早泄是男性性功能的小问题，但却危害巨大。早泄的危害主要体现在以下方面：

❶ 一些早泄患者由于不能及时治疗，而造成心理上的恐惧、焦虑，甚至会进一步加重病情，以致出现阳痿等勃起功能障碍。

❷ 早泄的危害隐藏在性生活中。往往是妻子感受不到性快感，长此以往必将成为家庭破裂的隐患。

❸ 通常患者有口苦咽干、小便黄赤、淋浊、阴痒、舌质红、苔黄、脉弦数，并长期伴有精神不振、神疲倦怠、夜寐不安、精薄清冷、心悸不宁等症状，影响工作和生活。

✚ 早泄的治疗方式

（1）行为治疗

行为治疗是治疗早泄的方式中最为常用的一种，包括增加射精频率、更换性交体式、停止再开始射精等，其短期成功率高达95%。

（2）手术治疗

此种治疗方式专门针对病情严重的原发性早泄患者。在正常情况下，阴茎敏感神经的分支应该是2根，原发性顽固性早泄患者却多达8~9根，个别的甚至达到13根之多。过多的敏感神经分支分布在龟头冠状沟处，导致患者对性刺激极度敏感，一旦进入甚至接触女性阴道就会出现一泄如注的现象。这种情况下就需要进行阴茎背神经手术，阻断过多的神经，降低龟头的敏感度，早泄自然也就一去不返了。

（3）药物治疗

早泄患者一般使用的是六种常见药：氯米帕明、舍曲林、优克或帕罗西汀、苯氧苄胺、苯丙胺和外用延时喷剂。这些西药的用量及注意事项各有不同，因此提醒广大的患者一定要在专业医生的指导下使用。

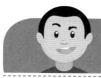

中医治疗早泄

　　早泄，在中医古籍中称为"溢精""鸡精"。中医在治疗早泄方面，除了辨证为相火亢进、肾阳不足、肾阴不足、心脾亏损等类型加以用药外，在穴位按摩、艾灸、刮痧和拔罐等方面对于预防和治疗早泄亦有自己的独到之处。

按摩理疗方法

步骤1· 拇指指尖放于三阴交穴上，微用力压揉 3~5 分钟。

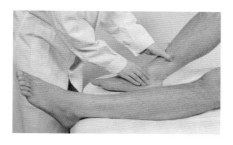

步骤2· 将拇指放于神门穴上揉按，力度适中。

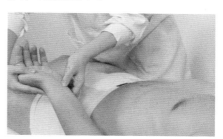

步骤3· 用食指和中指的指腹按压命门穴，以有酸胀感为度，时间为 1~2 分钟。

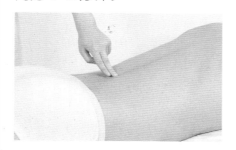

步骤4· 用拇指指腹分别垂直点按气海穴、关元穴、中极穴各 3 分钟。

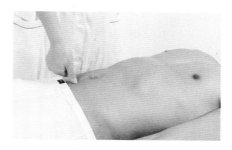

艾灸理疗方法

步骤 1· 将燃着的艾灸盒放于肾俞穴、腰阳关穴上灸治，以感觉局部温热舒适为宜，时间为 10~15 分钟。

步骤 2· 将燃着的两个艾灸盒放于神阙穴、关元穴上，一同灸治，时间为 10~15 分钟。

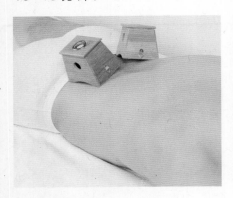
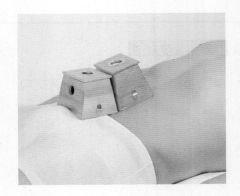

刮痧理疗方法

步骤 1· 用拔罐器将气罐吸附在三阴交穴上，时间长约 10 分钟。

步骤 2· 用拔罐器将气罐吸附在足三里穴上，时间长约 10 分钟。

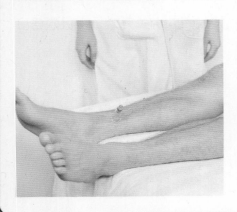
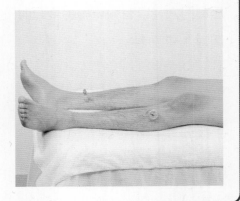

早泄和性欲强弱有无关系

Q 我和我老婆结婚两年了，刚开始的时候刚进入就射，现在好点了，能活动几下，可是时间却很短，只有1分钟多点。可是性欲却很强烈，几乎每晚都要，刚开始我以为我们刚结婚很正常，可现在都两年了性欲还是很强烈，请问这正常吗？还有时间1分钟的话是不是很短？

A 性欲很强可是却早泄的原因主要有三个方面，分别是：

1 **精神因素（主要因素，占50%左右）**

这类早泄患者也可以称为心理性早泄，引发男性早泄的精神因素包括很多方面。要注意的是，男性这种对性生活紧张的情绪会一直延续，同时长期的性生活失败会出现反作用，造成患者心理上的恶性循环。

2 **器质性病变（占10%左右）**

很多男性疾病都会使男性的射精中枢兴奋度降低，也就更容易发生射精，比如尿道炎、精囊炎、前列腺炎等。

3 **包皮过长（占40%左右）**

男性阴茎包皮过长、紧身内裤等过度刺激龟头都会导致男性出现早泄。据医学家跟踪调查发现，早泄患者的龟头皮肤相对正常男性龟头皮肤要细嫩且敏感，患者可以尝试接触轻微麻醉药物使房事时间延长。阴茎在房事过程中和阴道的摩擦时间增加，逐渐会在龟头表面形成一层角质层，起到保护龟头和延长时间的作用，就和手上长茧的道理差不多。

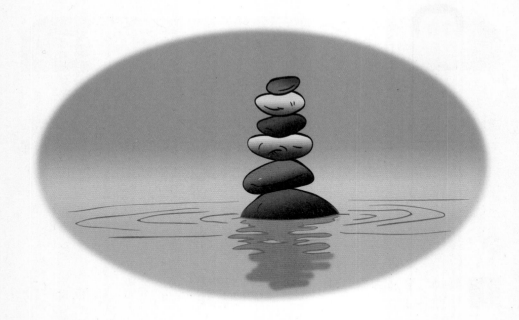

对于有早泄现象的人，首先应请医生判断是否属于真正早泄。有些人误认为自己有早泄，但双方其实只是在性欲高潮的时间上不协调，女方尚未达到性欲高潮而男方过早地射精，这种情况相当普遍，并不是真正的早泄。纠正这种情况的方法是：性交初期，男方尽量保持平静，动作从容缓慢，充分利用女方性感觉散漫的特点，辅以抚爱动作，使女方将性感觉逐渐集中到性器官上，并促进其高潮早些到来。当感到有强烈的射精欲望而难以克制时，男方可以休息片刻，即可抑制射精的发生；停息片刻后再继续，可以避免习惯性过早射精现象。

对真正早泄的治疗，首先要弄清病因，如血管源性早泄及尿道局部刺激引起的早泄，应早日去医院接受治疗。

TIPS:

性生活注意适度节制，用其他健康的文体活动冲淡对性感觉的优势刺激，生活起居要有规律，保证足够的睡眠时间。

早泄患者需减压放松

早泄分为器质性早泄和精神性早泄两种。器质性的早泄患者一定要积极进行疾病的治疗，但是实际上，大部分早泄患者都属于精神性早泄，精神性早泄的患者通过适当的治疗与调理便可恢复。但无论是器质性还是精神性的早泄，想要尽快治愈都需要保持一份良好的心态。

早泄患者在接受治疗时，首先应该放松自己的心情，不要担心早泄会发展成为阳痿，不必背负过重的心理负担，这样不仅对治疗不利，还会加重病情。精神紧张、焦虑可能会造成早泄；体内生殖器官长期处于充血状态，容易引发前列腺疾病，亦会导致出现早泄。

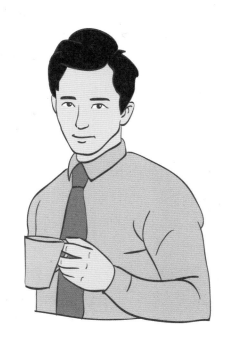

✚ 减压放松小妙招

（1）多微笑

微笑对减压的功效不可忽视。在微笑过程中，大脑中会释放出内啡肽，这种具有镇痛作用的激素比吗啡的功效要强200倍。

（2）侍弄花草

当情绪低落时，在家中修剪花草，给它们浇浇水、施施肥、剪剪枝，泥土的芬芳和花草的清香能缓解紧张。

（3）音乐减压

听听轻音乐，让美妙的旋律来释放绷紧的脑神经，是减压非常不错的选择。

早泄不宜服用壮阳制品

许多男性因为患上早泄而苦不堪言。它让性爱质量大打折扣，让男女双方都无法体验到常人所能够拥有的"性福"生活。早泄让男性朋友身体受创、心理受伤。要知道，男性朋友出现早泄既会对性生活产生影响，同样也会给男性自尊心致命一击，因此很多人都想尽各种办法来治愈早泄，一些男性朋友甚至会想到使用壮阳制品来治疗早泄，但是却不知道这会让疾病雪上加霜。

早泄不等于阳痿，二者的治疗有所区别。壮阳制品的主要作用就是有助于阴茎勃起，而早泄属于射精控制障碍的疾病，所以壮阳药对早泄是没有什么帮助的。

壮阳制品是用于治疗勃起功能障碍的常用药物之一，很多壮阳药药性偏刚燥，主要功效就是温补肾阳，服用久了就会打破人体肾阴阳的平衡，并不能从根本上改善人体生殖功能。

✚ 男性调理早泄的小诀窍

❶ 戴双层避孕套，可降低阴茎的敏感性，延长射精时间。

❷ 降低阴茎抽动的幅度和速度，同时女方主动迎合动作，尽快达到性高潮，以求双方满意。

❸ 男方分散对性交的注意力，比如目光离开女方，将阴茎感觉转移到思考其他问题上，甚至数数，这都将有助于延缓射精。

❹ 在接受行为治疗后采取女上位性交法一段时间，缓解丈夫的紧张度，并增加对阴道刺激的适应性。

❺ 射精后在一个小时内进行第二次性交，可明显延缓射精时间，但男方阴茎会有胀痛感。

❻ 避免手淫，节制房事，有利于防治早泄。应进行适当的文体活动，如听音乐、锻炼身体，以调节情操，增强体质，有助于防治早泄。

❼ 戒酒禁烟，避免辛辣食物的刺激。多食海鲜、豆制品等助阳添精的食物，增强体质。

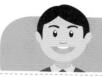

早泄患者饮食宜忌

　　唐代名医孙思邈在《千金要方·食治》中指出："安身之本，必资于食。不知食宜者，不足以存生矣。" 早泄是一种严重困扰已婚男性的性功能障碍性疾病，注意饮食有可能预防或缓解早泄症状。

1 早泄患者宜食

　　患者宜选用增强肾功能的食材，如枸杞、芡实等；宜食用富含维生素B_1的食物，如芝麻、核桃等。

2 早泄患者忌食

　　患者慎食辛辣、助火兴阳、伤阴的食物，如辣椒、胡椒、花椒、肉桂、葱、姜、蒜等。

✚ 早泄患者食谱

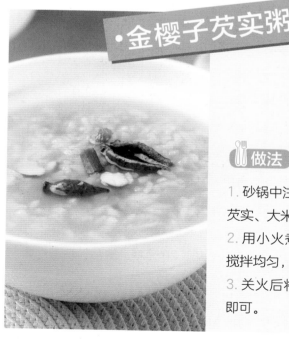

·金樱子芡实粥·

原料 金樱子 8 克，芡实 20 克，水发大米 180 克，盐 2 克

🍴做法

1. 砂锅中注水烧开，倒入洗净的金樱子、芡实、大米，搅拌匀。
2. 用小火煮 1 小时，至食材熟透，加盐搅拌均匀，使粥味道均匀。
3. 关火后将熬煮好的粥盛出，装入碗中即可。

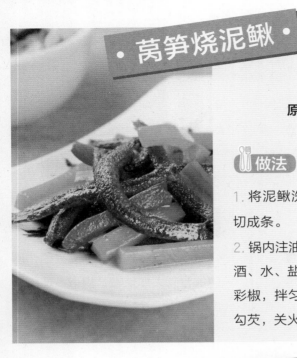

• 莴笋烧泥鳅 •

原料　泥鳅160克，莴笋65克，彩椒20克，盐、鸡粉各2克，水淀粉、料酒、生抽、老抽各2毫升，食用油适量

做法

1. 将泥鳅洗净，炸香；莴笋洗净去皮，切成条。

2. 锅内注油烧热，倒入泥鳅，炒香，加料酒、水、盐、鸡粉、老抽、生抽、莴笋、彩椒，拌匀，小火煮10分钟，用水淀粉勾芡，关火后盛出锅中的菜肴即可。

• 枸杞羊肝汤 •

原料　羊肝200克，枸杞10克，葱花少许，盐2克，鸡粉2克，料酒10毫升，食用油适量

做法

1. 将处理干净的羊肝切成片，汆水。

2. 砂锅中注水烧开，放枸杞、羊肝、料酒，烧开后小火煮20分钟，放盐、鸡粉、食用油，搅拌至食材入味。

3. 盛出煮好的羊肝汤，撒上葱花即可。

· 熏马肉面 ·

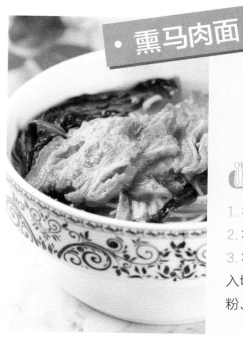

原料　熏马肉 160 克，红薯苗 25 克，面条 150 克，高汤、鸡粉、胡椒粉、芝麻油各适量

做法

1. 将备好的熏马肉切片，备用。
2. 将面条用高汤煮熟，捞出装碗，待用。
3. 将红薯苗煮软，夹出，装入碗中，放入切好的熏马肉，倒入锅中的汤汁，加鸡粉、胡椒粉和芝麻油即可。

· 韭菜虾米炒蚕豆 ·

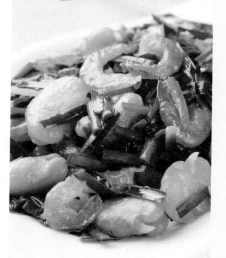

原料　蚕豆 160 克，韭菜 100 克，虾米 30 克，盐 3 克，鸡粉 2 克，料酒 5 毫升，水淀粉、食用油各适量

做法

1. 将洗净的韭菜切成段，蚕豆汆水。
2. 用油起锅，炒香虾米，倒入韭菜，炒软。
3. 加料酒、盐、鸡粉、蚕豆，快速翻炒至全部食材熟透，倒入水淀粉勾芡，关火后盛出炒好的菜肴，装入盘中即成。

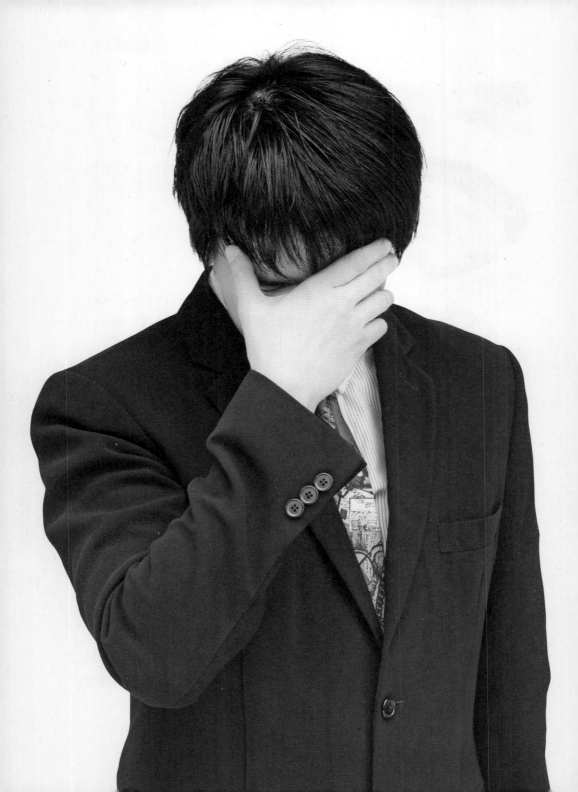

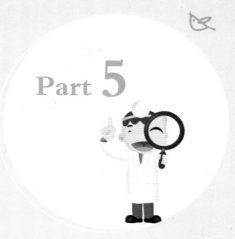

Part 5

阳痿

　　随着社会压力的增大，越来越多的男人出现了性功能问题。大街小巷充斥着各类专治阳痿的广告，各种男科医院也如雨后春笋般涌现。这时候，一部分人选择保住"面子"，私下胡乱吃药，最后却丢了健康；一部分人选择去伪存真，深入了解阳痿，最后重拾"性福"。在这个路口，你是要做个任病魔拿捏的"软柿子"，还是要做顽强反抗的真硬汉？

什么是阳痿

如果要说一些难以启齿的疾病，想必无外乎于女人的阴痒、白带，男人的阳痿、早泄。对于男人而言，如果患上了阳痿，可谓是在关键时刻掉链子，往往令男人颜面扫地。那么，阳痿到底是什么？又怎么会成为无数男人无法启齿的伤悲呢？

✚ 阳痿的定义

阳痿又称性功能勃起障碍（国际上称ED），是指阴茎持续不能获得勃起，或勃起硬度不足以插入阴道，或勃起维持时间不足以圆满地完成性交。一般来说，这种症状持续3个月，就可以诊断为阳痿。

另外，阳痿不同于早泄，二者有很大区别，男性应注意区分。

✚ 阳痿的症状

男子出现阳痿时常常表现为在有性刺激时阴茎不能勃起，或者勃起不够坚硬不能插入女方的阴道内，或者插入阴道后不久就软了，不能完成性生活，导致女方得不到满足，久而久之，甚至影响双方感情，导致分手或离婚。

良好的硬度是性生活的关键，一般来说，男性的阴茎硬度分为四级：

男性的阴茎硬度分级		
级别	硬度状态	硬度象征
第 1 级	增大，但不硬	豆腐
第 2 级	变硬勃起，但硬度不足以插入阴道	剥皮香蕉
第 3 级	硬度足够插入，但不完全坚挺	香蕉
第 4 级	完全坚挺	小黄瓜

✚ 阳痿的诊断

以前对阳痿的诊断仅仅是医生根据病人的诉说来推断，而现如今已经出现许多专门的勃起功能检查手段，使诊断更为方便实用。

勃起功能检查手段有：

（1）夜间勃起检测

①纸带或Snap-Gauge试验：于夜间临睡前将有3种不同拉力条带的测试环固定在阴茎上，第2天早晨检查拉力带断裂的情况，并据此判断夜间有无阴茎勃起及勃起的坚硬度。②阴茎硬度测试仪：是唯一可测定阴茎夜间膨胀度同时又反映阴茎硬度的无创检查。正常参数：夜间勃起频率3~6次，每次勃起时间持续5~10分钟，硬度超过70%，膨胀超过3厘米。

（2）激素测定

该测定包括血清睾酮、黄体激素、促滤泡激素和催乳激素。若怀疑有睾酮分泌低下，应测定睾酮水平两次。

（3）神经和血管检查

①自主神经检测：目前尚无直接检查方法，仅通过涉及自主神经病变的器官、系统的功能状况和神经分布及它们与自主神经之间的关系来间接了解、评价其神经功能。检查包括：心率控制试验、心血管的反射性检测试验、交感的皮肤反应、海绵体肌电图、温度域值测试、尿路肛门反射。②躯体神经系统检查：包括阴茎生物阈值测量试验、骶神经刺激反应、阴部神经传导速度、躯体感觉神经诱发电位。

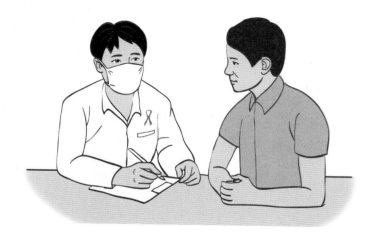

➕ 勃起功能国际问答卷

勃起功能国际问答卷						
	0	1	2	3	4	5
对阴茎勃起及维持勃起有多少信心	无	很低	低	中等	很高	很高
受到性刺激后，有多少次阴茎能坚挺地进入阴道	无性生活	几乎没有	只有几次	有时或大半时候	多数时候	几乎每次或每次
性交时，有多少次能在进入阴道后维持阴茎勃起	没有尝试性交	几乎没有	只有几次	有时或大半时候	大多数时候	几乎每次或每次
性交时，保持勃起至性交完毕有多大困难	没有尝试性交	非常困难	很困难	有困难	有点困难	不困难
尝试性交时是否感到满足	没有尝试性交	几乎没有	只有几次	有时或大半时候	多数时候	几乎每次或每次

勃起功能国际问卷积分评价			
积分	评价	积分	评价
5~7分	重度阳痿	12~21分	轻度阳痿
8~11分	中度阳痿	≥22分	无阳痿

性能力是男性身体健康的晴雨表，阳痿的出现不仅影响夫妻双方的生活质量，而且还反映出男性的身心可能出现了问题，因此需要男性和其配偶共同关注。

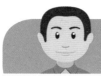

男性阳痿的原因

　　阳痿是临床上最为常见的男性性功能障碍之一，不少男性都随身携带着这位"朋友"。一部分男性是短暂阳痿，过段时间就会自愈；而另外一部分男性自从患上阳痿之后就不曾治愈，这让他们不禁苦恼：造成阳痿的原因究竟是什么呢？又该如何有效地治疗这一疾病？

✚ 阳痿的发病因素

（1）年龄增长

　　勃起功能障碍与年龄有关，随着年龄增长，勃起能力逐渐下降。

（2）外伤、手术

　　外伤如脊髓、骨盆外伤，手术如直肠、前列腺手术，都可能对男性性功能造成"致命"性打击。

（3）不良习惯

　　有些人因为手淫成习、性交过度，使得中枢神经长期处于紧张状态，久而久之形成阳痿。

（4）药物副作用

　　有的男性因为长期酗酒，或者长期服用安眠药、抗抑郁药物等，均可能导致阳痿。

（5）心理因素

　　有些夫妻感情不和、长期冷漠，或者因为某些事情产生紧张心情、情绪不稳定或者焦虑过度，或者工作压力太大等，均能够导致男性阳痿。

（6）器质性疾病

　　人体的一些器官，比如肾、肺、肝等出现严重病变，或者是长期患病，都会影响到人体生理、性功能等无法正常运作而导致阳痿。此外，据调查显示，冠心病患者患上阳痿的概率为75%，糖尿病患者的概率为64%，高血压患者的概率为52%，因此也可以说，糖尿病、高血压、动脉硬化等疾病也可能导致勃起功能障碍。

✚ 阳痿的治疗方法

阳痿的治疗必须遵循个体化原则，根据不同病因和不同情况及病人和配偶的要求，确定治疗方案，并在治疗过程中充分发挥病人及其配偶的积极作用。

行为治疗

如治疗患者的内科疾病，规劝患者戒烟禁酒、锻炼身体，帮助患者去除心理因素等。这会使得对阳痿的针对性治疗效果更好。

药物治疗

以西地那非为代表的口服药物，是首选治疗。此外，可选的药物还有五子衍宗丸、金匮补肾丸、男宝、龟甲养阳片、鹿精培元胶囊等。

真空负压装置

口服药物治疗无效或者没条件用药的患者可选择真空负压装置。建议患者在进行昂贵的、有时是痛苦的检查之前，可先使用真空负压装置。

海绵体内注射

阴茎海绵体药物注射治疗属于侵袭性疗法，可引起疼痛、异常勃起或海绵体纤维化等副作用，目前并不作为勃起功能障碍的首选治疗方法。

阴茎勃起装置植入手术

人工勃起装置是利用现代科技，根据阴茎海绵体结构，使用不被人体排斥的硅橡胶圆柱体，通过手术安放到阴茎海绵体内，帮助阴茎勃起的一种工具，目前有单件套、两件套和三件套三种类型。

✚ 年龄大了不一定就会阳痿

年龄大了，还能不能享受性的愉悦？关于这个问题，大家普遍认为，人老了，就会不举；男人性能力的"下坡路线"也这样调侃：二十岁"日立"、三十岁"奔腾"、四十岁"微软"、五十岁"松下"、六十岁只能"联想"……但实际上，并非年龄大就一定会阳痿。据美国国立卫生研究院调查研究显示，60岁以下的男性的阳痿发生率才为12%；即使是70岁以上的男性，阳痿的发生率也仅仅达到30%。

但应该意识到的是，人到老年之后，在性生活这方面不能过于苛求高潮，只要能通过爱抚、调情等方式达到兴奋和满足即可。同时，和其他疾病一

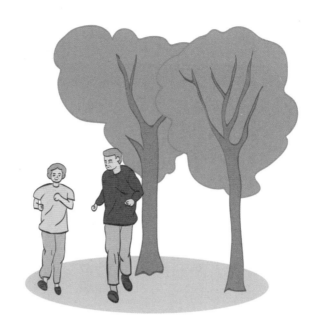

样，治病不如防病，老年患者阳痿的治疗也当以预防为主，其预防主要包括下面几个方面：

消除紧张焦虑心理

应做到心情畅快，与老伴关系和谐，夫妻和睦。

日常饮食合理

多吃一些营养丰富且壮阳的食物，如海鲜、羊肉等，戒烟禁酒，保持旺盛的精力，打好体质基础。

积极治疗其他疾病

如高血压、糖尿病等，避免这些疾病导致性功能障碍。

➕ 引起男性阳痿的药物

由各类药物的不良反应引起的阳痿称为药物性阳痿，许多药物都可能成为导致男人性功能障碍的罪魁祸首。

临床上能引起阳痿的常见药物有6类：

1 作用于心血管的药物

如抗高血压病的胍乙啶、利血平、可乐定、甲基多巴、心得安等；强心或调节心脏功能的地高辛、洋地黄、强心甙等；利尿的速尿、利尿酸等。长期服用该类药物会增加睾丸酮在肝脏的清除率，引起性欲减退、射精困难和阳痿。

2 镇静、麻醉、止痛药物

如镇静催眠的利眠宁、安眠酮；麻醉、止痛的吗啡等。这些药物使用时间过长，一方面容易成瘾，一方面抑制性兴奋，干扰大脑的性分辨能力，抑制促激素的分泌，从而降低性功能。

3 激素类药物

主要是雌激素、安宫黄体酮等，对抗了雄激素的生理作用，可致性欲减退、射精不畅或阳痿；各种雄激素的大量长期使用也可以造成睾丸萎缩、睾丸合成与分泌雄激素水平降低。

4 精神类药物

如冬眠灵、异丙嗪、丙咪嗪、甲硫哒嗪、阿米替林、碳酸锂、氟奋乃静、单胺氧化酶抑制剂、氟哌醇等，可以引起射精困难、睾丸萎缩、内分泌激素分泌紊乱和阳痿。

5 常见药物

主要有乙硫异烟胺和异烟肼（抗结核药）、泰胃美（治胃溃疡药）、扑尔敏、赛庚啶等。

6 其他药物

如消炎痛、甲氧氯普胺、麦角新碱、阿托品等；中药也不是绝对安全的，如知母、黄蘗能降低性神经兴奋。

✚ 大量饮酒会引发阳痿

"贪杯"是很多男人的爱好，有不少人相信"酒能助兴"，特别是为了搞好人际关系，为了应酬，都会不由自主地选择以喝酒的方式来交流。但是，这样长期大量地喝酒真的好吗？

事实上，长期大量饮酒会导致血液不通，让男性的兴奋神经由兴奋而逐渐变得麻痹和抑制，引起对精子的损害等，甚至可能导致阳痿。这又是什么原因呢？

其原因主要有以下三点：

（1）神经系统受到酒精的影响

酒精是男性性能力和生育能力最常见的杀手。饮酒虽然会短暂地兴奋一下大脑皮层"司令部"，但是很快就会转入抑制的状态。

（2）血管系统也受酒精的影响

饮酒后过性生活，性器官需要大量血液，会出现供不应求，导致其勃起能力下降。

（3）身体体质受到酒精影响

长期饮酒或经常醉酒的人，会表现出消瘦、乏力、食欲不振，性能力也会因此下降。

作为男性，少量饮酒是无可厚非的，这不仅可以放松心情，而且还能缓解疲劳、远离焦虑，但长期大量饮酒对人体健康有害无益，甚至会引发阳痿问题。

酒精不仅能让男人败"性"，而且还可能让男人绝"后"，因此在觥筹交错中，千万不可意气用事，这之中当然也包括对啤酒的节制。

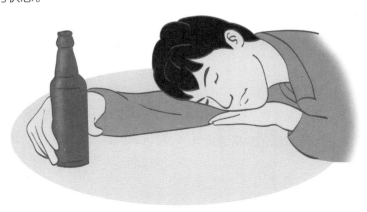

✚ 吸烟也会引发阳痿

在众多烟民眼中，吸烟作为男人的"特点"之一，是男子汉的象征。他们也许知道吸烟对心血管和呼吸系统的危害，但他们不知道的是，"烟"除了对人的肺部损害最大，其次就是性能力，尤其会导致男性阳痿。大量的研究结果表明，吸烟者患阳痿的危险性比不吸烟者增加约5倍。那么，香烟是如何导致男性阳痿的呢？

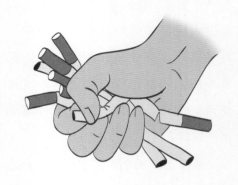

香烟之所以会导致男性阳痿，主要是因为以下几个方面：

吸烟时，烟草中的尼古丁、一氧化碳和焦油等物质会破坏人体血管内壁组织，使得血管内壁增厚，破坏生理器官血管，继而影响生理器官的血液流通，最终会影响生理器官勃起功能。

香烟中的焦油成分会导致微循环障碍，使得供应生理器官的血液减少，最终使得血液循环受到阻碍而导致男性性功能障碍。

香烟中的尼古丁有麻痹和抑制植物神经的作用，长时间吸烟，尼古丁还会严重刺激大脑中枢神经，容易引起男性性功能障碍。

香烟中的有害物质可以破坏睾丸内的间质细胞，而间质细胞是专门制造和分泌雄激素的，换而言之，香烟中的有害物质能有效地抑制人体内的雄激素，引起睾丸的萎缩，阻止精子的产生，影响男性生育能力。

此外，吸烟者全身特别是海绵体局部组织内一氧化氮和前列环素含量明显减少，影响性兴奋时阴茎勃起；长期吸烟可导致动脉粥样硬化、高血压和冠心病，这是阳痿、性功能全面衰退的另一主要原因。

想要有良好的性能力，想要维持好夫妻间良好的性生活，最好能做到尽早戒烟。

✚ 贫血是否会引起阳痿

Q 所谓"一滴精十滴血"，那么男人贫血会造成阳痿吗？

A 男科专家表示，贫血除了会引起虚弱、头痛、眩晕、易疲劳、嗜睡之外，还会引起性功能低下、性欲减退，甚至是阳痿。

勃起功能障碍俗称"阳痿"，是指阴茎持续（3个月以上）不能达到或维持充分勃起，以完成满意的性交。其原因主要有心理性、器质性或混合性三个方面。传统观念认为，90%以上的勃起功能障碍是由心理因素造成的，现在的研究已经颠覆了这一理念，认为50%的患者存在器质性病因，出现勃起功能障碍可能是身体有其他疾病隐患的警讯，贫血就是其中之一。

贫血之所以会造成阳痿，跟下面三个因素有关：

（1）细胞供养量减少

细胞供养量减少，各个器官功能都会受到波及。在低血氧的情况下，会导致雄激素（睾丸酮）分泌减少，使垂体的分泌功能失调，最终影响到睾丸功能性异常。

（2）贫血会导致肾虚

如果长期贫血，会导致肝脏内无氧代谢，解毒功能低下，从而引发肾脏问题。

（3）贫血会引起精神性阳痿

贫血患者一般都会精力不振，情绪波动剧烈，这就可能导致精神性阳痿的发生。

所以对贫血引起的阳痿，在治疗方面，应首先去除病因，治疗原发病，纠正贫血。

补血首先要从食补开始，摄入足够的铁质，如猪肝、萝卜、黑木耳、鸡肉、猪肉、羊肉、海参等；水果可选用桑葚、葡萄、红枣、桂圆等。

同时也可结合中药进行药补，常用的补血中药有当归、黄芪、白芍、阿胶等。

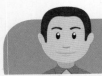

阳痿和早泄的不同

网络上有一句话说：对于阳痿的人，早泄只是一种奢望。单凭这一句话，有些患者还是不懂阳痿和早泄的区别，特别是有些年轻的患者来到诊室就说："大夫，我得了阳痿早泄。"患者经常将两者混为一谈，而实际上，阳痿和早泄是两种完全不同的疾病。

二者虽然在理论上同属于性功能障碍的范畴，但在定义、诊断和治疗上是完全不同的。

✚ 阳痿和早泄不是一回事

阳痿和早泄的区别		
	阳痿	早泄
定义	勃起硬度不够，影响插入和维持	控制力不够，射精时间短，影响身心和情绪
诊断	依据病史、国际勃起功能评分表（IIEF-5）等	依据病史、早泄诊断工具量表（PEDT）等
首选治疗方法	首选 PDE5 抑制剂药物治疗，一线药物包括西地那非（万艾可，即伟哥）、他达拉非（希爱力）和伐地那非（艾力达）等	首选达泊西汀药物治疗，商品名必利劲。如果患者存在包皮过长，可考虑行包皮环切术

✚ 阳痿和早泄为何难以区分

既然阳痿和早泄有如此多的不同之处，那为什么人们会把阳痿和早泄混淆呢？原因就在于患上早泄之后，患者会如同阳痿那般"抬不起头"，再加之二者在病因方面都有心理因素、器质性因素以及混合因素的区分，许多人自然便将二者混淆了。

中医治疗阳痿

中医认为"凡男子阳痿不起，多由命门火衰，精气虚冷"引起。除了药物和饮食治疗外，学点中医理疗方法，对治疗阳痿也有很大作用。

按摩理疗方法

步骤 1· 用掌根按神阙穴，以脐下有温热感为度，手法宜柔和深沉，时间约为 5 分钟。

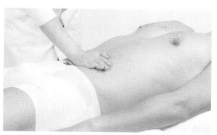

步骤 2· 将食指和中指合并，用二指指腹点按中脘穴 2 分钟。

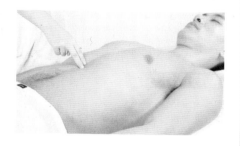

步骤 3· 用掌摩法按摩肾俞穴，手法不宜过重，持续按揉 2 分钟。

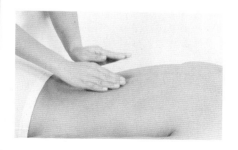

步骤 4· 用拇指指腹分别垂直点按气海穴、关元穴、中极穴各 3 分钟。

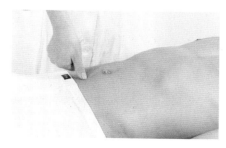

艾灸理疗方法

步骤 1· 将燃着的艾灸盒放于关元穴上灸治 10~15 分钟。

步骤 2· 将燃着的艾灸盒放于命门穴上灸治 10~15 分钟。

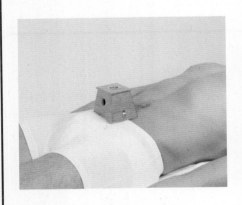
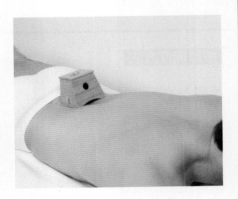

刮痧理疗方法

步骤 1· 以刮痧板厚棱角侧面为着力点，刮拭百会穴 20 次，力度适中。

步骤 2· 用面刮法刮拭关元穴，做回旋揉动 30 次，力度适中，以出痧为度。

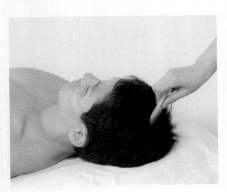
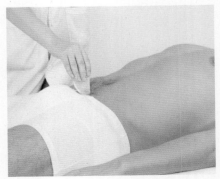

步骤 3 · 用刮痧板重刮足三里穴 30 次，至皮下紫色痧斑、痧痕形成为度。

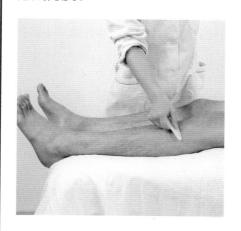

步骤 4 · 用面刮法刮阴陵泉穴至蠡沟穴到三阴交穴 10~15 次，力度适中。

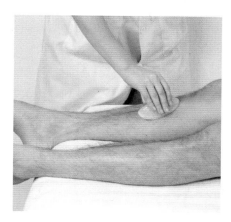

拔罐理疗方法

步骤 1 · 将火罐扣在肾俞穴、志室穴、腰阳关穴和关元俞穴上，留罐 10 分钟。

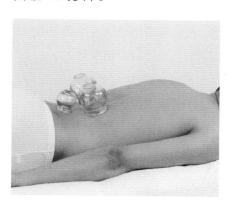

步骤 2 · 用拔罐器将气罐吸拔在关元穴上，留罐 10 分钟。

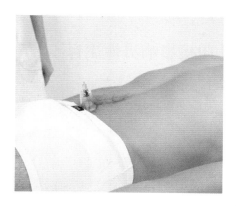

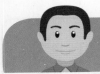

阳痿是否影响生育

我认识一位年轻的富二代，患有阳痿多年，年龄32岁左右，结婚五年还没有孩子。他姐姐认识我，几乎是架着他来找的我。随后，我带着他去做了一系列检查，最后确诊为重度阳痿。

我们互相加了微信，随后的几个月里，我一直在微信上跟踪治疗，他也都按照我说的流程做了，包括改变饮食、放松减压、戒烟禁酒和按时用药等。

半年之后在街区遇见他，他飞奔过来告诉我，他的妻子已经怀上了，到时候一定请我喝孩子的满月酒。

众所周知，阳痿会严重伤害男人的自尊，影响到夫妻之间的性生活质量。当然，阳痿的危害远不止于此，在生育方面也有着极大的隐患。

➕ 阳痿影响男性生育

有的阳痿患者的阴茎无法勃起，就不能插进女性的阴道，不能把精子送到女性的宫颈口，自然达不到让女性怀孕的目的。

有的不完全阳痿患者可以勉强把精子送到女性子宫和卵子结合，但此时患者身体状况不佳，此类精子与卵子结合所孕育出来的生命的健康性是无法保证的，必然会有各种缺陷。换言之，此类精子和卵子结合会影响下一代的健康，甚至是毁了下一代。

器质性病变引起的阳痿会影响精子的质量。阳痿通常并不会直接影响精子的质量和活动，但是有些患者的阳痿往往是由其他疾病引发的，比如前列腺炎引发的阳痿，假如前列腺炎没有治愈，那么患者的精子质量绝对是会受到影响的，进而会影响生育。

阳痿的确能够影响男性生育。因此，阳痿患者不可大意，应该及时去正规的男科医院做治疗，一味地拖延，最终只能是害人害己。

新婚阳痿是真的阳痿吗

经过长达数年或十数年的爱情慢跑，婚礼终于"千呼万唤始出来"了，这时，即将变成"男人"的准新郎们，对洞房之夜充满了无尽的幻想，既兴奋欢喜又紧张焦虑。但真当他们面临那"春宵一刻"之时，却都垂头丧气地败下阵来，成了"萎"哥，而能够收放自如地享受这良辰美景的"伟"哥，实为罕见。

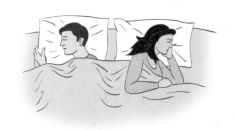

新婚之夜是婚姻生活的开始，也是夫妻性生活的开始。第一次性生活的失败，会给男人的心理和身体一个极大的打击，夫妻之间难免会因此产生间隙，甚至演变到分道扬镳的程度。

其实，新婚之夜的阳痿并不能说明真的患有阳痿。据调查统计，在新婚之夜出现"阳痿"症状的男人，只有7%确实存在某种影响性功能的疾病。

新婚之夜的性生活失败的原因是多方面的，检查自己到底是阳痿还是性经验不足，需要做到以下几点：

（1）消除紧张、焦虑情绪

新婚小夫妻对"姗姗而来"的性生活充满期待和向往。但第一次真正的亲密接触，都让双方在激动、兴奋、刺激、紧张和焦虑的情绪下跃跃欲试。又因缺乏性技巧，特别是男性对性知识的了解远远不够，性交前过分紧张而导致失败。

（2）熟悉对方身体和学习性技巧

正确认识并熟悉对方的性器官，学习掌握必要的性技巧，是性交成功的前提条件。

（3）消除性生活前的不利因素

若是工作压力造成的影响，应适当地放松减压；若为环境因素，则应消除周围环境的影响。

如何预防阳痿

现如今，想必男性朋友对阳痿都绝不陌生，据统计，在中国已经有一半已婚男性患有不同程度的阳痿。阳痿的出现不仅损害了男性的健康，还会引发夫妻之间的不合，造成家庭的破裂。要做真"硬"汉，不做"萎"君子，鉴于此，预防阳痿势在必行。

✚ 阳痿的预防方法

消除心理因素

要正确看待阳痿，不能将之视为见不得人的事而心生厌恶，拒绝配合治疗；夫妻双方要增加感情交流，消除双方的小隔阂，女方应该主动地鼓励、关心丈夫，尽量不给丈夫造成压力。

谨慎用药

不能盲目地滥用壮阳药剂，壮阳药剂未必能够提高性功能，反而容易引发其他病症。

节房事戒手淫

实践证明，每隔一段时间，夫妻停止性生活，可以让中枢神经和性器官得到充分的休息，这也不失为一种预防阳痿的有效措施。

提高身体素质

应该积极地进行适量的体育锻炼，并且注意休息，这样才能增强体力，提高自身的免疫力。

注意饮食营养

补充身体营养，针对性地进行食补，能极大地提高性功能，预防阳痿问题。

戒烟禁酒

长期吸烟会阻碍身体血液的微循环，影响性反应的产生，继而导致阳痿。长期大量饮酒不但会"杀死"体内精子，还能麻痹中枢神经，长此以往会诱发阳痿，导致不育。因此，戒烟禁酒对预防阳痿有着积极的作用。

男性阳痿饮食宜忌

"民以食为天"，如果饮食得当，就如同有了一个保健医生，时刻帮助你提高身体素质，抵御外界的各种疾病。同样，饮食的宜忌历来也为百姓所重视。那么阳痿患者的饮食宜忌是什么呢？

1 阳痿患者宜食

阳痿患者可以适当食用具有壮阳作用的食物，如狗肉、羊肉、核桃、牛鞭、羊肾等。

2 阳痿患者忌食

阳痿患者忌食生冷性寒的食物，易损伤阳气，如田螺、鸭肉、冬瓜、绿豆等。

✚ 阳痿患者食谱

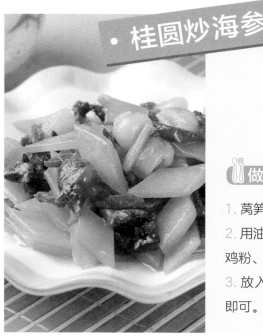

桂圆炒海参

原料 莴笋、水发海参各200克，桂圆肉50克，枸杞、姜片、葱段各少许，盐4克，鸡粉4克，生抽、水淀粉、食用油各适量

做法

1. 莴笋洗净去皮切片，莴笋和海参汆水。

2. 用油起锅，放姜、葱、莴笋、海参、盐、鸡粉、生抽、水淀粉，炒熟。

3. 放入桂圆肉，拌炒均匀，关火后盛出即可。

·苁蓉枸杞粥·

原料 肉苁蓉 7 克，枸杞、蜂蜜各 10 克，水发大米 150 克

做法

1. 砂锅中注水烧开，倒入肉苁蓉，小火煮 10 分钟，将药材捞干净。
2. 倒入洗好的大米、枸杞，小火续煮 30 分钟，至大米熟透。
3. 将煮好的粥盛出，装入碗中，调入适量蜂蜜即可。

·人参糯米鸡汤·

原料 人参 15 克，糯米 20 克，鸡腿 1 只，红枣 10 克，盐 5 克

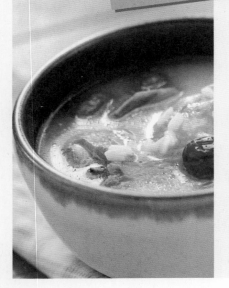

做法

1. 将糯米洗净，浸泡 1 小时，沥干；人参洗净切片，鸡腿洗净切块，汆水。
2. 将糯米、鸡块和参片、红枣放入锅中，加入适量清水以大火煮开，转小火炖至肉熟米烂，加盐调味即可。

红酒茄汁虾

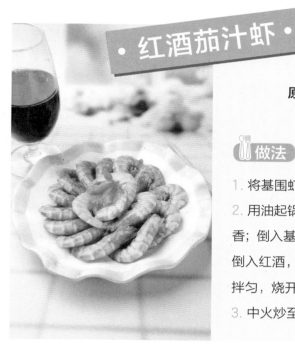

原料　基围虾 450 克，红酒 200 毫升，蒜末、姜片、葱段各少许，盐、白糖、番茄酱各 5 克，食用油适量

做法

1. 将基围虾洗净，剪去头尾及虾脚。
2. 用油起锅，倒入蒜末、姜片、葱段，爆香；倒入基围虾，炒匀，加番茄酱，炒匀；倒入红酒，炒至虾身弯曲；加入白糖、盐拌匀，烧开后小火煮至入味。
3. 中火炒至汤汁收浓即成。

虫草山药排骨汤

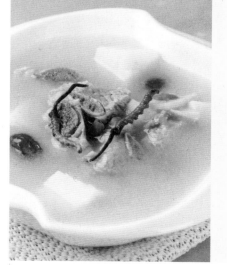

原料　排骨 400 克，虫草 3 根，红枣 20 克，山药 200 克，枸杞 8 克，姜片 15 克，盐 2 克，鸡粉 2 克，料酒 16 毫升

做法

1. 将洗净去皮的山药切丁，排骨氽水。
2. 砂锅中注水烧开，放入红枣、枸杞、虫草、姜片、排骨、山药丁，煮沸。
3. 淋入料酒，小火煮 40 分钟，至食材熟透，放入盐、鸡粉，拌匀后盛入碗中即可。

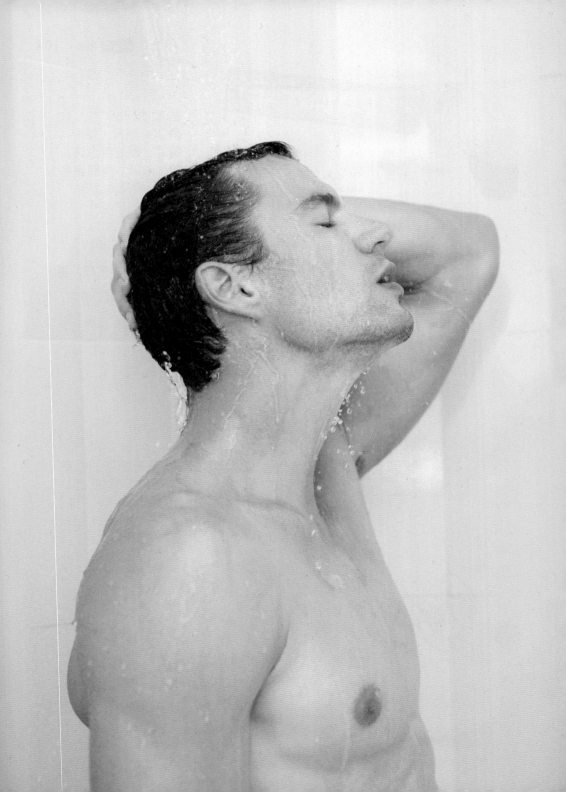

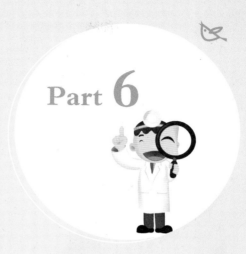

Part 6

包皮问题

包皮这块敏感的方寸地带，在西方各国人民眼中历来是必"割"之地。但在我国，包皮应不应该割，什么时候最合适割，又该怎么去割，这些问题却成了千万父母的心头之患、无数男性的难言之隐，犹如一道阴影，烙在心头挥之不去。

什么是包皮过长和包茎

包皮过长、包茎是常见的男性生殖系统畸形，但是据有关资料显示，90%的阴茎癌患者与包茎、包皮过长有关。

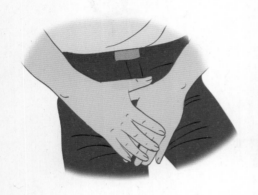

✚ 包皮过长

包皮过长是指在男性阴茎自然疲软的状态下，由于男性的包皮口很小，龟头完全或者大部分被包皮所覆盖，包皮自然上翻无法露出冠状沟，或者经过手工翻转到冠状沟之后无法自然恢复原状的现象。它主要分为真性包皮过长和假性包皮过长。

真性包皮过长是指阴茎勃起后龟头无法完全露出。

假性包皮过长是指平时龟头不能完全外露，但在阴茎勃起后龟头则可以完全露出。

包皮过长的男性，常会出现包皮红肿，并伴随有疼痛感，有时会出现排尿困难等症状。

✚ 包皮过长的病因

包皮过长多由先天发育异常所致，后天性多继发于阴茎包皮炎。

先天性的阴茎包皮粘连，使得包皮口有瘢痕性挛缩形成，失去皮肤的弹性和扩张能力，包皮不能向上退缩，并常伴有尿道口狭窄。

后天性阴茎包皮炎症性粘连或者包皮炎，都可以造成包皮过长。

男性缺乏雄激素，阴茎生长动力不足，导致包皮过长。

包皮曾经受过伤，引起阴茎与包皮发生炎症性粘连，使得包皮无法正常上翻露出龟头。

➕ 包茎

包茎是男科中比较常见的一种疾病，是指男性生殖器官的包皮开口过小，导致勃起时龟头被包皮包住而无法翻出。包茎主要分为生理性包茎和病理性包茎。

生理性包茎主要分为两种：

（1）萎缩型包茎

包皮短而薄，紧包阴茎头，二者粘连在一起，使得阴茎的发育受限。因此阴茎短小，阴茎头变形，甚至呈现挛缩的硬韧结构。

（2）肥大型包茎

包皮肥厚过长，引发排尿费力，尿线变细、分叉等问题。

病理性包茎是指所有的因炎症或各种外伤引起的包皮狭窄而不能上翻的情况。

包茎这一疾病，主要症状为包皮口狭小，呈针孔样，排尿时包皮膨胀如球，排尿缓慢，可引发不同程度的排尿困难，甚至发展演变形成包皮龟头炎。

➕ 包茎的病因

包茎多为先天性发育异常所致。包茎是一种先天畸形，初生儿差不多都有包茎或包皮过长，等到七八岁时，大多数男孩包皮开始渐翻上去，一部分（约占8%）翻不上去者便形成包茎。也有因各种炎症或者手术、外伤引起的包皮狭窄而无法上翻。

值得提醒的是，无论是包皮过长还是包茎，两者对男性的身体健康和性生活都有着很大的影响，甚至严重者还可能导致早泄、阳痿以及不育等。所以一旦发现这两种情形，应尽早到正规的三甲医院进行检查和治疗。

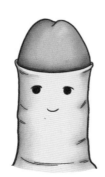
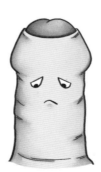
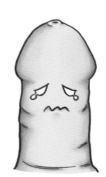

➕ 小儿包茎的症状

三个月前，一对父母领着九岁的儿子来我的诊所。男孩的父亲讲，昨天帮儿子洗澡时，发现儿子尿尿与平时不一样，不但排尿口处起"泡泡"，而且还很用力，显得很痛苦。今天早上一起床，儿子捂着下体直喊疼。他领着孩子去做了检查，结果诊断为"包茎"。我对这对父母说，你们不用担心，这只是小问题，需要做个小手术，就能够完美解决所有问题了。

手术准备了两天，那对父母领着儿子又来了。经过半个小时的手术，见到孩子平安无事时，孩子的父母这才将眉头舒展了开来。

上面出现的这种包茎情况，对于婴幼儿来说基本是司空见惯的，往往属于生理性包茎。它是指包皮口过小，有的如同针眼，有的如同细孔，致使包皮无法上翻，无法将阴茎头露出，排尿时由于包皮口过小，尿液在包皮储存，形成鼓鼓囊囊的"泡泡"，如同消防员的龙头喷嘴，能瞬间喷射出很远，但尿线较细，不利于尿液的顺利排出。

包茎问题若得不到及时处理，龟头长期被包皮紧紧包围，得不到应有的"解放"：一来可能会造成阴茎发育不良，将会对性生活造成不同程度的影响；二来包皮内易积存污垢，易引发感染和炎症；三来由于排尿不畅，因为膀胱括约肌收缩而使内压加大，当内压超过膀胱所能承受的压力时，尿液将沿着输尿管反流，会引起上尿路细菌感染，严重者甚至能导致继发性反流性肾脏病或肾功能损害。

同时，据研究表明，包皮垢是一种致癌物质，85%~95%的阴茎癌都是包茎和包皮过长惹的祸。它还会把包皮垢带入阴道，刺激子宫，引发女性伴侣的宫颈癌。

包茎如不早治疗，会影响泌尿生殖健康。一般来讲，包茎往往能通过手法扩张治疗使龟头露出，长此以往，便可使龟头完全露出。如手法扩张治疗无效，可以考虑手术治疗方法，如包皮环切术、包皮环扎术和高频等离子环切术等。

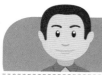

什么是包皮龟头炎

　　包皮龟头炎是指包皮内板与阴茎头的炎症，通常的症状表现为尿道口红肿，包皮口逐渐变紧，伴皲裂纹、包皮垢增多，有恶臭味，全年均能发病。有关数据调查表示，包皮龟头炎最喜欢那些包皮过长的人，这是为什么呢？

✚ 包皮过长易患包皮龟头炎

　　包皮过长容易诱发包皮龟头炎，是因为男性的包皮和龟头的油脂腺体，会分泌出包皮垢。这种包皮垢是细菌滋生的乐土，大量的细菌长期对阴茎头进行刺激，特别是最为敏感的冠状沟部位，极易引发包皮龟头炎。

　　包皮过长者在性交时因包皮内口过小而易导致包皮损伤；同时包皮因翻转不便，清洁不够，包皮垢就会逐渐堆积起来，刺激局部的包皮和黏膜，诱发局部炎症，最终导致包皮龟头炎。

　　此外，包皮过长者易发生白色念珠菌、细菌等感染，引起包皮龟头炎的急性炎症。其中，白色念珠菌为包皮龟头炎的主要致病菌，多见于包皮过长者，具体症状包括明显水肿、巨痒等。因此，包皮过长者在性交之后应该及时清洗包皮与龟头，以预防感染的发生。

✚ 包皮龟头炎的危害

　　包皮龟头炎易引发前列腺炎、睾丸炎、附睾炎等病症。如果不及时治疗，生殖系统之间相互感染，会造成很大的麻烦。

　　导致泌尿系统疾病。包皮龟头炎还易引发膀胱炎、肾炎、肾盂肾炎等，尤其是久治不愈者最容易引起这类炎症，导致泌尿系统出现疾病。

　　导致性功能障碍。龟头时刻处于紧张状态，易导致早泄和阳痿等性功能障碍。

　　增加女性患病概率。性交过程中，包皮垢会随着精液一同进入阴道，这会增加导致女性患宫颈糜烂甚至是宫颈癌的概率。

　　包皮龟头炎患者应及早就医，积极地战胜这一疾病，再度恢复男人的雄风。

✚ 小孩易患包皮龟头炎

很多人普遍认为，只有成年男性才会患上龟头炎。而实际上却是不然，小儿龟头炎在临床上也有很多案例。那么，为什么小孩子也容易患上龟头炎呢？

婴幼儿的包皮龟头炎多因阴茎长时间被尿布包裹不透气，或者由粪便、尿液污染引发。婴幼儿大多都是先天性的包皮过长或包茎，龟头长期被包皮紧紧包裹，包皮垢长时间不清理、堆积，易引发包皮龟头炎；或者婴幼儿粪便和尿液中的细菌释出，加上高温和湿热影响，细菌也因吸收了包皮垢得以长期存活，不断刺激包皮和龟头之间的冠状沟部位，因而使得包皮、龟头出现了红肿、热痛等症状，即包皮龟头炎。

由于包皮龟头炎病程较长，抗生素治疗一旦出现不规范使用或者滥用现象，病菌就容易产生耐药性，使得治疗无法达到理想的效果。长期慢性炎症对生殖系统会造成连发感染，危害孩子的健康成长。

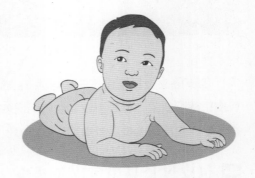

虽然婴幼儿包皮龟头炎的发病率相较于成人较低，但是家长也要注意对其加以预防。如平日应让孩子穿较为宽松的裤子，保持局部的卫生；包皮过长的婴幼儿在洗澡时应上翻包皮，将包皮垢清除；若婴幼儿遇到反复性的包皮龟头感染，则应考虑接受包皮环切术。在没有发育之前进行包皮环切术是极佳的时机，不会影响到以后的发育。

家长对小儿龟头炎要有足够的重视，多注意了解小儿龟头炎的特点。无论是孩子还是成人，若是包皮过长卫生处理得好的话，也不会有太大的影响，但毕竟存在着威胁，建议及时手术切除。

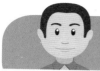

包皮不会限制阴茎长大

男人身上有个部位的皮肤，只有那么几平方厘米，却颇受重视，那就是包皮。而在临床上，不少患者对于包皮过长却毫不在意，但是却对阴茎短小心有余悸。这两者之间是否会有必然的联系呢？又或者说，包皮过长会不会导致阴茎短小呢？

✚ 包皮过长的危害

1. 包皮过长容易使包皮垢聚集堆积，引发包皮炎甚至包皮龟头炎。
2. 研究发现，包皮垢是一种致癌物质，可能导致阴茎癌。
3. 性交时，过长的包皮易导致包皮垢混入精液中，降低精液质量，甚至造成不育。
4. 包皮过长在平时使得龟头缺少刺激，可能导致男性婚后出现早泄、阳痿等症状。
5. 包皮过长引起尿道狭窄，当内压过大时，尿液逆流，可能会损害肾脏功能。
6. 包皮垢易进入伴侣阴道之中，诱发宫颈糜烂甚至是宫颈癌。

✚ 阴茎短小的原因

高促性腺激素性性腺机能低下症，病变在睾丸。由于睾丸有问题，不能接受促性腺激素的指令，所以不能正常生产睾丸酮，出现阴茎不发育或发育不全等情况，从而导致阴茎短小。

很多资料表明，小阴茎患者体内睾丸酮水平远远低于正常人。有些患者睾丸功能虽然正常，但接受不到来自下丘脑或脑腺体促性腺激素的指令，照样不会分泌睾丸酮。在青春期任何造成雄激素合成和分泌障碍的因素，都可能影响阴茎的发育，形成阴茎短小。青春期后，阻茎的结构和功能的维持仍有赖于雄激素。

可见，阴茎短小的原因在于睾丸病变、下丘脑或者脑垂体功能不全等，与包皮过长并无直接联系。

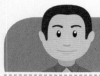

包皮龟头炎易反复发作

由于包皮过长或包茎，包皮向上翻起不便或无法向上翻起，龟头和油脂腺体形成的包皮垢便积聚在其中，很容易产生一些不良的症状表现，出现包皮龟头炎。龟头炎是一种常见的男科疾病，即使治愈后，也会出现反复发作的情况。为什么男人的龟头炎会反复发作呢？

✚ 常见的原因有以下几种

包皮过长或包茎，使得龟头平时始终被包裹在包皮里，上翻不便，包皮垢不易清除而引发感染，反复发作。

包皮龟头炎发病率高，症状时轻时重，轻时为大家所忽略，没有接受很好的治疗，直到严重时才上医院就诊。长此以往，则易反复发作。

该症也可能是因为手淫损伤所致。因为青年人的性欲较为旺盛，经常手淫，有时手淫动作过于粗暴，会造成不同程度的包皮破损。

在了解了包皮龟头炎反复发作的三个原因后，那么，该如何治疗呢？

❶ 局部可用1：5000的高锰酸钾液浸洗并敷以消炎软膏，过敏性包皮龟头炎必须口服抗过敏药物及外用可的松类软膏。

❷ 若药物治疗达不到理想效果，可行包皮背切手术，以消炎退肿。

❸ 待消炎之后，可再行包皮环切术。

包皮龟头炎是生殖系统连发传染的导火索，一旦发现此病，应及时到正规三甲医院进行全面规范的治疗。

包茎是否要立即切包皮

5岁的小明几个月前在幼儿园体检中被查出患有包茎，他的父母第二天就带他来我的门诊了。我仔细看了看小明的情况，知道他这不是瘢痕性包茎，只是普通的生理性包茎。

我告诉他的父母，小明这种情况多数孩子都有，不必太过担心。他的父亲说，干脆就把包皮割了吧。他的母亲反驳说，孩子这么小，割什么包皮，结婚后还要不要孩子？我笑着说，这种包茎很普通，倒没有必要割包皮，费点时间花点耐心很快就能治好。每天洗澡时试着将他的包皮往上翻就好，记住用力要轻，不可强行往上翻，反复多次就可治愈。

一个月后小明父母带着他来复诊，说小明现在情况好很多了，包皮已经能慢慢翻起来了。

在新生儿中，仅有4%的包皮可以外翻，另有54%的新生儿包皮可通过轻柔的手法后推显露出龟头顶部。对于婴幼儿来说，包茎大多属于一个生理过程，只需要耐心等待就能自愈，而不需要人为的干预。

✚ 不要为孩子包茎太操心

包茎的自愈，就像成长发育一般，只需要顺其自然，所有人都能完成这一过程，因此不该成为家长的心病。

✚ 包皮有时候不该割

婴幼儿出现尿频、尿急等症状很常见。部分存在生理性包茎的幼儿在排尿时，尿液可能聚集在包皮下，使得局部包皮鼓成球形，排尿时尿液变细、射程变远。家长通常都将这些毛病归咎于包茎，为了彻底治愈，不惜向孩子的"命根子"动刀。只有一种情况绝对需要手术，那就是瘢痕性包茎。与生理性包茎不同，瘢痕性包茎的包皮口可见坚硬的瘢痕组织，这些组织使包皮口失去弹性，不能扩张后退显露龟头，一般只能通过包皮环切术进行治疗，但瘢痕性包茎在5岁以下的儿童中较为少见。

什么是包皮环切术

是什么样的原因，能让男人鼓起勇气，让医生在其"命根子"上动刀呢？包皮过长、包茎，除了有巨大的卫生疾病隐患，最大的害处是它会影响性生活的美满，让男人气概无法充分发挥。

✚ 必须进行包皮环切术的原因

（1）包皮分泌污垢，引发阴茎癌

男性包皮与龟头上的油脂腺体会分泌出包皮垢，会发出阵阵恶臭，甚至引发龟头包皮炎。此外，包皮垢还是致癌物质，可能导致阴茎癌。

（2）龟头长期封闭，敏感度提高

龟头是男性交感神经最为丰富的地区，故而对刺激也极为敏感。当其被包皮长期紧紧包裹时，会提高对外界刺激的敏感度，可能会导致婚后的早泄甚至阳痿等疾病。

（3）性爱接触带，备受阻碍

虽然包皮在性交时会自然地往后退缩，但是它或多或少地都会阻碍龟头与阴道的接触，男人所受到的性刺激将会更加强烈。

✚ 包皮环切术术前须知

❶ 手术仅需20~30分钟，无需住院。

❷ 术后伤口会有轻微疼痛及瘀肿的情形，应定时服用止痛药，7~10日后即可痊愈。

❸ 术后伤口应保持干燥，小便时小心不要弄湿纱布。

❹ 多准备几条内裤，因为组织液在恢复期间会有渗出，弄脏内裤。

❺ 恢复期间少动"色"心，避免出现生理反应。

❻ 若有阴茎勃起的状况，请用一手护住伤口，一手用力捏痛龟头，让勃起自然消退。

❼ 慎选合格医院和医生做手术，因为医生的技术好坏会影响术后的外观及康复。

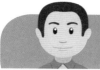

有些包皮无需切掉

在人类几千年的历史进程中，包皮始终不是一块毫无作用的多余的皮，它能起到帮助阴茎头及尿道口免受意外伤害的作用。在非洲的一些国家，男孩子出生之后就要接受"割礼"；犹太民族的男孩子在出生后的第10天都要施行包皮环切术；伊斯兰教徒——穆斯林男孩则于4~10岁时接受"割礼"，同时还要举行宗教仪式，隆重地庆祝一番。在中国，却几乎没有这样的习俗。那么，男人的包皮是不是应该切？假如应该，又该怎样去切呢？

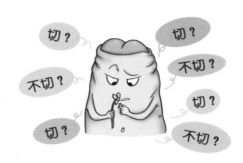

➕ 生理性包茎长大后可缓解

在婴幼儿时期，男性的包皮普遍较长，但随着生长发育，部分狭窄的包皮口就会扩张，包皮也就能上翻，特别是进入青春期之后，阴茎快速发育，包皮后退，龟头就会露出来。因此，平时只需保持包皮内的清洁，避免污垢存积引发感染即可，通常不需要手术切除包皮。而若是进入青春期之后，龟头仍被包皮紧紧包裹不能露出，特别是反复感染而构成病理性包茎的情况下，则可以考虑进行包皮环切术。

➕ 婴儿手术有危险

婴幼儿包皮环切手术风险不小：宝宝需进行全身麻醉，容易伤到宝宝的中枢神经，对麻醉水平的要求很高；另外，在宝宝细小的生殖器上动刀，对医生的技术水平和经验的要求很高。

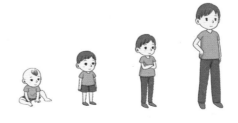

从医学的角度看，并不建议常规进行新生儿的包皮环切术。因为新生的男宝宝几乎百分之百是生理性包茎，但随着宝宝的成长，包皮和阴茎头会逐渐分离，所以一般三岁之前不主张进行包皮环切术。

如果婴幼儿要进行包皮环切术，则需要满足三个条件：

❶ 孩子反复出现炎症，老是尿急、尿频、尿不尽，包皮红肿。

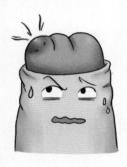

❷ 孩子包皮内的污垢较多，包皮无法上翻，无法进行清洗。

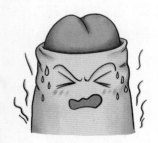

❸ 孩子的包皮狭小，出现排尿困难，排尿时包皮鼓起，如气泡一样。

✚ 成人手术需谨慎

成人的包皮过长或包茎问题，有必要进行处理。一是包皮过长或包茎可能导致炎症频繁发生，增加阴茎癌的患病概率；二是由于龟头长期受到包皮保护，婚后对刺激极其敏感，可能会导致早泄问题。

由于包茎的原因，23岁的小陈经常出现排尿困难的症状，后来去医院查出来了。但是小陈没有去正规的医院接受治疗，而是相信了贴在路边电线杆上的广告，上面写着"无痛、不流血治疗包茎，只需998"。大概用了一个星期的时间，小陈就在某医院接受了激光环切术。谁知术后没多久龟头发紫，被诊断为阴茎海绵体局部坏死。

因此，成人在进行手术时应尽量选择正规的三甲医院，不要被五花八门的广告所诱惑。

✚ 手术后宜卧床

成人接受包皮环切术在具体时间上没有严格要求，但术后要休养两到三周，最好术后几天能卧床充分休息。另外，此段时期里应避免性刺激，建议术后八周后再恢复性生活。

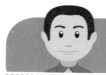

手术应该何时进行

　　大多数男人小时候生殖器便是包皮过长或包茎的状态，但是由于父母没有治疗的意识，最终导致其患上尿道感染、肾功能损坏，甚至是阴茎癌等疾病。如果幼年时期患包皮过长、包茎能及时去医院治疗，则不会影响到成年后的生殖健康。你知道哪个年龄段是治疗的最佳时机吗？

　　有些男科专家指出，11岁左右是进行包皮、包茎手术的最佳时期。其实不然，包皮、包茎手术的实施要根据不同的年龄阶段进行相应的处理，进行手术的最佳年龄要根据实际情况而定。

✚ 婴幼儿时期

　　新生儿六个月之后，家长每隔几天给孩子洗澡后，可用手试翻其阴茎包皮；若两岁后无法正常上翻，则需及时到医院求诊，必要时可采取手术治疗。

✚ 儿童时期

　　学龄前儿童从六七岁来看，约70%都有包皮过长或包茎的情况。因为小孩的阴茎尚未发育，因此包皮过长和包茎情况较为明显。在男孩进入青春期后，阴茎快速发育，包皮也就因此不显得那么长了。对于此阶段的男孩，特别是对于一些包皮口过紧或生来就很狭小的男孩，要提高警惕，除要经常注意保持局部清洁、干燥外，最好是去正规的医院进行检查和治疗。

✚ 青少年时期

　　青少年时期由于身体已经基本发育成熟，这个时候要以日常的卫生保健为主，否则会引起一系列的疾病，对婚后的性生活会产生不良影响。最好经常将包皮翻开，用洁净的温水清洗。若这个年龄阶段的男孩包茎或包皮过长，则应去正规的医院检查。

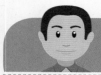

切包皮会有危险吗

　　包皮过长或者包茎的男性是很困扰的，其所带来的一系列并发症会随着时间的流逝逐渐暴露出来，如尿路感染、包皮龟头炎等。所以，对于包皮给身体带来损害的情况，割掉包皮是治病所需。然而，很多人不知道包皮手术，认为做此手术会有隐患甚至危险。其实不然，切除包皮的手术是"有百利而无一害"的。

　　由于平常龟头冠状沟隐藏于包皮下，龟头冠状沟平常受到的摩擦、刺激较少，使得龟头冠状沟的神经过于敏感。当进行性生活时，勃起后的龟头外露，当龟头和阴道进行摩擦、刺激时就会由于龟头冠状沟神经过于敏感而触发射精的过早出现，造成早泄。因此，如果在这一时期发现自己出现包皮过长或包茎，应该及时去正规医院进行检查并治疗；切忌置之不理，否则这将为日后的正常生活与工作带来无尽的麻烦。

　　包皮手术就是对过长的包皮进行切除或对包茎的包皮进行切除，医学术语称为包皮环切术，即在阴茎背部直切一个口，然后再横向剪一圈多余的包皮。手术方式有：常用器械切除术，优点是切缘整齐，只有微量出血，愈合快；激光刀切除术，出血很少或不出血，但愈合较迟；电刀切除术等。包皮环切术成功率相当高，整个手术时间很短，外形整齐美观，有利于卫生、保健、发育，能明显地提高性生活的质量，没有副作用，安全便捷，随治随走，对工作和学习都不会有所影响。

　　包皮环切术是一个非常简单的手术，当天做完就可以回家，需要按时换药，是泌尿外科最简单的手术之一。因为很多男人缺少这方面的知识，所以才会感到害怕，这也是男人患包皮过长或包茎后不及时去进行治疗的原因。

手术不会导致"高潮效应"

Q 我和老公结婚几年了，性生活一直不和谐。性生活时，我从来没有过强烈的快感，更没有高潮。后来一想，是不是老公包茎的关系呢？如果割掉是否能带来"高潮效应"？

A 首先，不管包茎是否能带来"高潮效应"，对包茎确实有必要进行阴茎包皮环切术。生活中的包茎情况有两种：一种是生理性包茎，即与生俱来的一种先天性包茎情况，包皮口狭小，包皮无法上翻，即使在专业医生的指导或帮助下可以勉强上翻，但包皮在复位之时，极易导致阴茎包皮嵌顿；另一种情况是包皮口狭小，平时小便可以看到最远处的阴茎包皮似泡泡那般膨胀，且尿路细、射程远，被称为"针眼包茎"。

对于女方来说，包茎似乎不影响性快感，因为有包茎情形的阴茎同样能对阴道形成刺激，让女方得到满足。不过，从理论上来讲，包茎时包皮口狭小，包茎者射出的精液大部分可能被储存在"泡泡"中，导致阴道内的精液数量大减，会降低女性受孕概率。

在性技巧方面，不同体位的性刺激亦有差异。在女上位时，阴茎刺激阴道的同时也能刺激到阴蒂。而女性身体所有部位中，阴蒂最能激发性快感。而男上位时，阴蒂受到的刺激比阴道受到的刺激要低，某种程度上女方会得不到性满足感。所以，应该掌握一定的性技巧，以提高性生活质量。

包茎手术应该上正规的三甲医院，找资深可靠的医生完成。只有这样，才能安全地进行包皮环切术，更好地发挥男人的雄风。

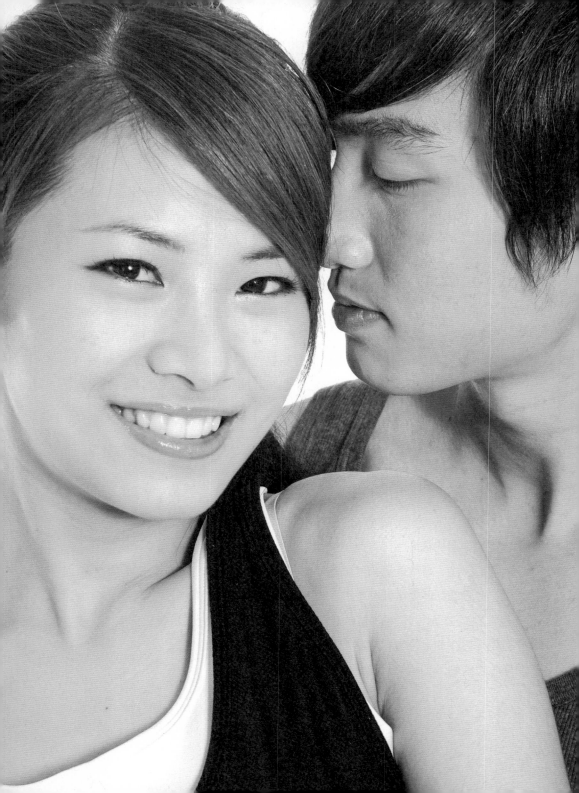

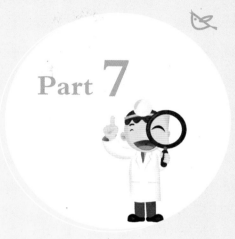

Part 7

男性性病

　　性病，指的就是那些通过性行为感染或传染给别人的疾病。这类疾病在潜伏期里无明显症状。但男人即使在健康的情况下，在性生活中也应该戴避孕套。须知，避孕套是阻断一切性传染病的"守护神"。

什么是性病

在旧社会中，性病又称"花柳病"，出自唐代诗人李白的名句"昔在长安醉花柳，五侯七贵同杯酒"，源自何时已不可考。但因其种类繁杂，且传染速度极快，给个人和社会都造成了极大的伤害。

性病是性传播疾病的简称，主要指通过性接触、类似性行为和间接接触传播的一组传染性疾病。性传播疾病不仅可令泌尿生殖器官发生病变，还可以通过淋巴系统侵犯泌尿系统所属的淋巴结，甚至是通过血行传播，侵犯全身各大重要器官和组织。

首先应该意识到，性病并非是一种疾病，而是一组疾病，它是淋病、梅毒、疥疮等20多种传染性疾病的统称。根据《中华人民共和国传染病防治法》和卫生部颁发的《性病防治管理办法》，目前我国法定和监测的性病主要有8种，即梅毒、淋病、尖锐湿疣、生殖器疱疹、生殖道沙眼衣原体感染、艾滋病、性淋巴肉芽肿和软下疳。

性病的常见症状有：尿道口有黏液性或脓性分泌物，可伴有尿急、尿频、尿痛、阴囊肿胀疼痛；生殖器部位出现水疱、溃疡；腹股沟淋巴结肿大；

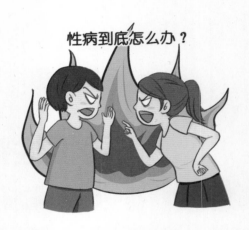

生殖器或肛门周围出现赘生物；全身，尤其手掌足底出现无痛痒皮疹。

性病的病变不仅仅局限在泌尿生殖道，也可以通过血液、淋巴系统侵犯全身的重要器官。它不但对个人具有极大危害，而且具有传染性，对他人和社会也会造成危害。但染上性病也不是不能治疗，只要及时发现并到正规的医院接受治疗，就有治愈的希望，轻信街头小巷的广告、接受不规范的治疗是对自己和家庭的不负责任。

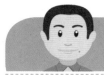

男性易患哪些性病

    繁重的生活给人们带来压力，对身兼重担的男性来说尤甚，由于日常的不洁性生活或意外感染等原因，可能会导致男性生殖系统受到很多性病的感染。

❶ 淋病。由淋球菌引起的一种临床发病人数最多的性传播疾病。

❷ 阴虱病。此病是由寄生于人的阴毛和肛毛上的阴虱叮咬其附近皮肤，从而引起瘙痒的一种传染性寄生虫病。

❸ 软下疳。由杜克雷嗜血杆菌引起的通过性接触传播的一种传染性疾病。

❹ 非淋菌性尿道炎。主要是由沙眼衣原体和支原体引起的一种性病，其症状与淋菌性尿道炎相似，有尿痛、尿道发痒、排尿灼热和刺痛感等症状。

❺ 生殖器疱疹。由单纯疱疹病毒Ⅱ型引起的一种传染性病。此病先从阴部、大腿瘙痒或疼痛开始，继而引发肛门、臀部等身体部位产生明显的溃疡。

❻ 尖锐湿疣。由一种人类乳头瘤病毒引起的性传播疾病。此病最难治愈，湿疣生在外阴部或肛门里，在生殖器部位出现菜花样的增生物，

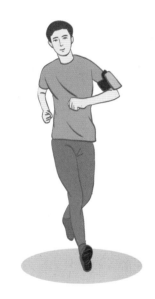

可溃破、流水和感染。

❼ 梅毒。由梅毒螺旋体感染引起的一种性病。它能侵袭人的心脏、眼睛、大脑、骨骼及神经系统。

    以上所述的是男性易患的7种性病，所谓"病来如山倒"，男性朋友们千万不可小觑病情，若有相关症状请及时到医院做专业检查。

什么是非淋菌性尿道炎

尿道炎分为两类，即淋菌性尿道炎和非淋菌性尿道炎。非淋菌性尿道炎目前在欧美国家已超过淋病而跃居性传播疾病的首位，在我国也是与日俱增，成为最常见的性传播疾病之一。那么，什么是非淋菌性尿道炎？非淋菌性尿道炎有哪些症状，又该如何进行诊断呢？

非淋菌性尿道炎是指由淋菌外的其他病原体，主要是沙眼衣原体、支原体、细菌、真菌、滴虫和病毒等所引起的一种传染性疾病，又被称为非特异性尿道炎。多数学者认为主要病原体是解脲脲原体和沙眼衣原体，二者占非淋菌性尿道炎病原体的70%~80%。

✚ 非淋菌性尿道炎的临床症状

❶ 潜伏期平均为1~3周，有相当部分的患者症状不太明显，往往被忽略了，而在合并淋病时又易被淋病的症状掩盖，给诊治带来了很大的困难。

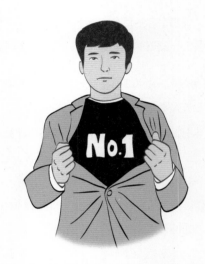

❷ 起病不如淋病急，症状时轻时重，但比淋病要轻，约有50%的患者有尿痛、尿道发痒等症状。在初诊时因症状不太明显而易被漏诊。

❸ 尿急、尿频、尿道发痒，有烧灼感和刺痛感，尿道红肿，尿道分泌物多为浆液状，晨起之时尿道口常被稀薄分泌物"糊"住。

❹ 常与淋病同时感染，前者先出现淋病症状，经治疗后淋球菌被杀死，而衣原体和支原体依然存在，并往往会在1~3周后复发，临床上很容易被误诊为淋病未治愈或复发。

⑤ 处理不当易引起并发症，如急性附睾炎、前列腺炎、Reiter综合征等。

就症状来看，非淋菌性尿道炎也具有尿急、尿频、排尿疼痛等排尿异常症状以及尿道口产生分泌物等症状，有时与慢性前列腺炎的鉴别十分困难。医生在为患者进行非淋菌性尿道炎的诊断时，不能仅凭经验给患者冠上"性病"的诊断，而是要慎之又慎，细心检查。

✚ 非淋菌性尿道炎的诊断

① 询问病史，是否有不洁性交史或配偶是性病患者。

② 在临床检查上，患者尿道有红肿和尿道口有少量黏性分泌物。患者在排尿时会出现刺痒、尿急、尿频等症状。

③ 尿道分泌物直接涂片检查及细菌培养均没有淋球菌出现，而却有沙眼衣原体和解脲脲原体。

如果患者具备上述三个条件，则基本可诊断为非淋菌性尿道炎，其治疗方法主要有：

（1）中药调理效果最好

使用中药调理，不仅可以提高尿道上皮局部的抵抗力，减少感染，而且还能解除药物的副作用，并不会使得细菌产生耐药性。

（2）坚持吃抗生素药物

按疗程坚持服用治疗尿路感染的抗生素，抗生素能直接杀死病菌，配合中药能起到以其优点补中药之不足的作用。

（3）多喝水，勤排尿

多喝水可以增加排尿量，起到稀释尿道中的细菌密度的作用。

（4）戒烟禁酒，饮食宜清淡

戒烟禁酒，不吃辛辣食物。

（5）保持个人卫生

勤换内裤，暂时停止性生活，以免传染给对方。

（6）适当运动

进行适当的运动，能够增强体质及免疫力。

总之，非淋菌性尿道炎的治疗不能盲目地用药，更不能放弃治疗，应该听从医嘱，积极规范地配合医生接受治疗。

✚ "尿道炎"的诊断误区

小李曾在发廊有过不洁性史，事后出现尿道口红肿、发痒及轻微刺痛现象，并有黄色脓性分泌物流出，经过诊断为淋病，输了几次液后就消失了。在又一次"越轨"之后，小李的症状又来了，但这次程度比较轻，仅是会阴部有些疼痛，而且输液几乎没作用了，这可把他吓得不轻，急忙跑来我的门诊看病来了。我检查了一下他的症状，发现并不像是淋病复发，随后便带他去做了几个检查，结果诊断为非淋菌性尿道炎。

部分有过外出住宿和不洁性生活的成年男性时常感到小腹和会阴等部位

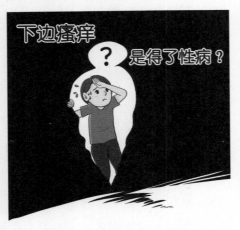

会出现疼痛不适、尿道口产生分泌物和排尿异常，然后才意识到"我病了"。

于是他们到医院就诊，一些医生根据经验，就给患者进行"拭子"分析，检查淋病奈瑟菌和支原体、衣原体，发现淋病奈瑟菌就诊断为淋病，没有发现淋病奈瑟菌就诊断为非淋菌性尿道炎。总之，患者再怎么"不济"，也算作是患上了性病。患者开始耗费时间、精力与财力积极配合治疗，但治疗效果却不太令人满意。还有很多患者尽管坚称自己没有过不良的性交史，但因拿不出证据来为其力证，最终还是被医生冠上了非淋菌性尿道炎这顶"大帽子"。

出现这两种情况的原因，一是在于医生对这两种疾病的认识有问题，不知道该如何区分淋病和非淋菌性尿道炎；二是在于个别医生心术不正，在经济利益的诱惑下不惜出卖医德。

因此，诊断非淋菌性尿道炎不能以实验室的化验为主，必须结合临床的表现才能做出正确的诊断，不能轻易对"非淋菌性尿道炎"做出诊断。

什么是淋病

随着思想的开放，相信很多男性朋友对于"淋病"这两个字都很熟悉了，尽管这种熟悉常常令人不舒服。时间往前推二十年，那时候全国上下谈到"淋病"就立即色变，不知有多少夫妻因它而反目，不知有多少家庭因它而破裂。那么，淋病到底是怎么回事呢？

淋病是淋菌性尿道炎的简称，是指由淋球菌引起的泌尿生殖系统化脓性性传染病，根据感染部位分为单纯性淋病、有并发症淋病和播散性淋病。

成人淋病主要是通过不洁的性交感染上的。除了性接触传播之外，它还能通过接触患者分泌物污染的用品进行传播，传播力较强。但它是性病之中治疗效果最令人满意的，因为它的天敌——抗生素有能力将其一举歼灭。

✚ 淋病的症状

❶ 尿道口红肿发痒，有淡薄的黏液流出，导致排尿不适，尿道口灼热、有刺痛感。

❷ 尿道口溢脓，并且能自动流出污染内裤，而且在清晨起床时分泌物较多，可将尿道口"糊"住。

❸ 腹股沟淋巴结红肿疼痛，部分患者有小腹、会阴部下坠之感。

❹ 若治疗不及时，易诱发前列腺炎、精囊炎、附睾炎等并发症，导致不育。

❺ 处理不当易引起并发症，如急性附睾炎、前列腺炎、Reiter综合征等。

✚ 淋病的诊断

涂片法

正确用尿道拭子取尿道内脓性分泌物涂片检查，若结果为阳性，则结合病史与潜伏期做出诊断。

培养法

此法为诊断淋病的黄金标准。实验室检查，尿中有少量白细胞，尿培养为阳性。若多次尿细菌培养为阴性，则应与泌尿系结核鉴别，再做诊断。

DNA检测法

此法也称核酸检测技术，即利用淋球菌的特异性核算片段，通过体外的不断扩增进行检测。

其他检查（B超、尿路造影）

其他检查有助于了解尿路有无畸形、结石或肿瘤，配合培养法等做诊断。

✚ 淋病的治疗与预防

在我们的生活中，有部分男性朋友会染上淋病。但无需过于担心，在治疗淋病时，1~2周的强化治疗便可肃清淋病奈瑟菌，但为了稳妥，一般在间隔一定时间之后连续进行二三次的治疗，便可将淋病彻底治愈。

❶ 淋病患者在治疗时，其配偶应到医院进行生殖器官检查，以便发现问题，夫妻同期治疗。

❷ 在治疗期间，夫妻严禁性生活，以防止疾病互相传染。

❸ 搞好个人卫生，保持会阴部周围清洁，内衣、内裤、被单等应勤洗勤换。

❹ 注意饮食，戒烟禁酒，少吃辛辣和厚脂的食物，饮食宜以清淡为主，多食水果和蔬菜。

❺ 注意休息，避免劳累。

淋病虽然是男性患病率最高的性病，但只要早发现早治疗，便能够彻底治愈。

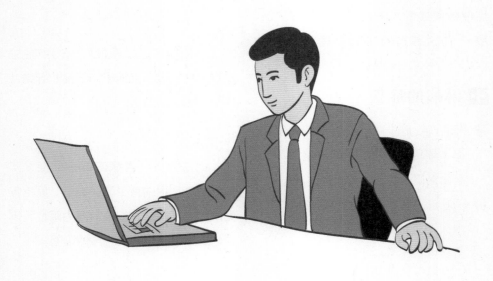

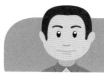

什么是尖锐湿疣

由于多数的尖锐湿疣生长速度快，外观又像菜花，故而深为男性朋友所痛恶，却又对其无可奈何。那么，什么是尖锐湿疣？

尖锐湿疣是由人类乳头瘤病毒感染引发的一种性传播疾病，适宜于生长在阴暗潮湿的不洁环境之中，传染性很强，主要通过性交传播，间接感染的男性也偶尔有之，但较为少见。

➕ 尖锐湿疣的症状

尖锐湿疣多见于性活跃的青、中年男性。由于很多男性朋友对于尖锐湿疣的症状很陌生，导致耽误病情，在最后病情严重之时，才后悔自己许久以前的不洁性经历。尖锐湿疣的症状主要表现为出现淡红色的小疙瘩，单个或群集分布，湿润柔软，呈乳头样、鸡冠状或菜花样凸起，红色或污红色，根部常有蒂，且易发生糜烂渗烂，触之易出血，且伴有恶臭，部分患者会出现痛、痒等感觉。

➕ 尖锐湿疣的诊断

（1）临床检查

尖锐湿疣常好发生在生殖器部位，可有乳头状、菜花状或者鸡冠状外观赘生物，表面呈现淡红或者污红色。赘生物大小不一，随着时间延长，会有出血、化脓等表现。

（2）组织化学检查

取少量病损组织涂片，用特异性抗人类乳头瘤病毒的抗体作染色。若病损组织有病毒抗原，则抗原抗体结合，其核可被染为红色。此法特异性强且较为迅速，对诊断很有帮助。

（3）免疫组织学检查

常用过氧化物酶-抗过氧化物酶的方法显示尖锐湿疣内的病毒蛋白，以此来证明疣体损害中有无病毒抗原。

（4）醋酸白试验

可在起疑病损处涂3%~5%醋酸5~10分钟，可见皮肤黏膜变白，即为醋酸白试验阳性，可作为尖锐湿疣的诊断根据之一。

✚ 尖锐湿疣的治疗方法

（1）竹叶草脂外用

这是国外治疗本病的主要药物。但因价格贵，破坏性大且有毒性，故国内未大范围应用。

（2）高能治疗

国内常用的有冷冻、CO_2激光、高频刀等疗法，但如组织破坏不足则易复发，破坏过度又形成溃疡疤痕，所以操作时宜小心。

（3）手术治疗

局部麻醉下用利匙刮除疣组织。术后需要戒烟禁酒及控制辛辣刺激性的饮食，尽量卧床休息，避免劳累，加强营养，多吃一些高蛋白质和高维生素类食物。

（4）腐蚀剂外用

30%~50%三氯醋酸、五妙水仙膏等药剂外用。上药时需注意先要清洗伤口，进行消毒，不能将伤口弄破。

（5）抗癌药治疗

5-氟脲嘧啶制成5%霜剂或软膏；2.5%的5-氟脲嘧啶注射液局部注射；10毫克平阳霉素溶于1%普鲁卡因2毫升中局部注射。

（6）抗病毒药物治疗

5%酞丁胺霜、0.25%疱疹净软膏外用。

（7）免疫疗法

干扰素局部注射或外用。

尖锐湿疣的潜伏期较长，一般为3~9周，平均3~4个月，发病的高峰年龄为20~25岁。因此广大青年男性朋友务必要注意性生活的卫生，这样才能避开那朵"不祥之花"。若有的男性朋友不幸染上尖锐湿疣，则应立即去正规的医院接受专业治疗。

生殖器疱疹很常见

很多患者在治愈了生殖器疱疹之后，再度出现复发的现象，而往往复发的情况更是令其陷入恐惧之中，这是由于对生殖器疱疹这种病不了解。要想彻底治愈生殖器疱疹，首先得明白什么是生殖器疱疹。

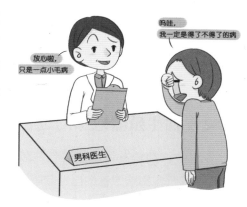

放心啦，只是一点小毛病

呜哇，我一定是得了不得了的病

男科医生

生殖器疱疹是由 Ⅱ 型疱疹病毒所引发的性传播疾病，其潜伏期一般为3~7天，主要分为原发性生殖器疱疹与复发性生殖器疱疹两类。

生殖器疱疹的分类		
	原发性生殖器疱疹	复发性生殖器疱疹
时间	原发感染后 1~4 个月	平均每年 3~4 次，每年发作超过 6 次以上的可定为频繁复发性生殖器疱疹
症状	局部出现密集的小水疱	局部瘙痒、烧灼痛、刺痛、麻木感，群集的小水疱形成糜烂或浅表溃疡，也有部分患者表现为不典型的皮肤裂隙或红斑
治疗	小水疱逐渐破裂结痂，1 周时间后可自动愈合	局部瘙痒、烧灼痛、刺痛、麻木感，群集的小水疱形成糜烂或浅表性溃疡，也有部分患者表现为不典型的皮肤裂隙或红斑

✚ 为何生殖器疱疹易复发

因为现有的抗病毒治疗虽然能够减轻疱疹病毒感染者的症状和改善其体征，但由于 II 型疱疹病毒能在人体脊椎内的神经结内隐藏，因此能得以避开机体免疫功能对其的排斥作用。当机体抵抗力下降时，就容易被生殖器疱疹"乘虚而入"，引起生殖器疱疹复发。

✚ 复发性生殖器疱疹的危害

生活中，频繁发作的复发性生殖器疱疹不仅严重影响患者的自身健康，降低生活质量，而且也会威胁到患者家人的健康。其危害具体来说有：

患者发病之时，患病部位疼痛及灼热，多数人伴有高热发烧、关节与肌肉疼痛等，引发患者全身不适，严重影响患者的日常生活。

复发性生殖器疱疹可引发几种并发症，如尿潴留、前列腺炎等。

复发性生殖器疱疹可对生殖器造成一定损害，若不及时治疗，严重的会使生殖器官出现炎症反应，导致不育。

复发性生殖器疱疹的频繁、反复发作，会给患者带来恐惧、紧张等心理问题，严重的可能会使患者得抑郁症等心理障碍。

✚ 复发性生殖器疱疹的治疗

（1）间歇治疗

选用伐昔洛韦片，每天300毫克或500毫克；或选择阿昔洛韦片，每次200毫克，一天5次。

（2）抑制性治疗

选用伐昔洛韦片，每次300毫克或500毫克，空腹服用，每天两次，服后一周若有消退则改为一天一次。若每年复发频率降为5次以下，可使用间歇治疗方案；对于每年复发频率在6次以上的患者，采用抑制性治疗法更为有效。

✚ 复发性生殖器疱疹的预防

生殖器疱疹的复发与其诱发因素有关，饮酒、过度疲劳等都是常见的诱发因素。

对于生殖器疱疹的复发，患者应明白这种性病能够被战胜，应及早去正规的医院进行专业治疗。当然，在日常生活，尤其是在日常的性生活中，保持性生活卫生，是预防生殖器疱疹复发的重要措施。

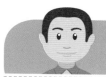

为何梅毒易复发

对于很多人来说，"梅毒"的概念大多来自电线杆。但是，只知道这个名字，未必代表着了解其危害性和治疗手段。所以，对于梅毒，还得从最基础的概念了解开始。

➕ 什么是梅毒

历史上很多大人物，如凡·高、尼采、莫泊桑之流，都曾染上过梅毒。梅毒是由一种非常微小的梅毒螺旋体引起的性传播疾病。此病在人体内的潜伏期为10~90天，在艾滋病未"现身"之前，它是男性死亡率最高的性病，死亡率介于8%~58%之间。

➕ 梅毒的临床症状

（1）一期梅毒

硬下疳为一期梅毒的标志性临床特征。硬下疳在感染后7~60天出现，好发于患者的阴茎、龟头、尿道口等部位，无痛无痒，触之有软骨样硬度，持续时间为4~6周，看起来表面上能够"痊愈"，但在大概4个月后进入二期梅毒。

（2）二期梅毒

在经过数周时间后，梅毒螺旋体引起的一切征象全部消失，继而转入攻击深部脏器。患者可感觉到胸闷、发热、喉咙疼痛、脑膜炎等症状，表现为神情疲惫、身体虚弱等。

（3）三期梅毒

在此阶段，梅毒螺旋体大肆攻击人体重要器官，造成脏器的溃烂和病变，出现很多令患者难以忍受的病痛。

➕ 梅毒的诊断

诊断梅毒主要依靠血清学检测。为了诊断结果的精确性，被检测者应在不同时间连续三次接受检查，检测前应保持空腹，以免影响检测结果。另外，最好能做特异性抗体的滴度测定，该测定可以反映抗体数量，还可以作为治疗是否有效的重要指标。

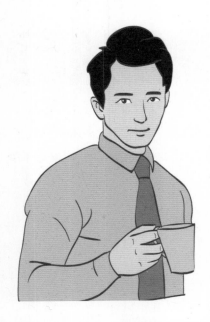

✚ 梅毒的治疗

首选青霉素，并且要坚持足量、长期治疗，一般最少都要3~6个月，并配合特异性抗体的滴度检测来观察病情变化，指导治疗疗程。

梅毒是可以彻底治愈的，但必须强调一个"早"和一个"足"，即早治疗、剂量要足。若患者在处于一期梅毒阶段1~2周内能得到及时治疗，其治愈率为100%；若患者在一期梅毒8~10周内得到治疗，其治愈率为97%；即使患者处于二期梅毒阶段，其治愈率仍为90%。所以，梅毒治疗得越早，效果便会越好。

✚ 梅毒的预防

首先就要避免婚外性行为，不洁的性交是梅毒感染的主要原因。另外，当伴侣患有皮疹、发热、生殖器溃疡等症时，要督促其早日接受正规治疗，并在治疗期间停止性生活。性交后及时排尿和清洗，保持个人的卫生，也是预防梅毒感染的重要手段。

梅毒并不可怕，但若不及时治疗，待到发展为三期梅毒时再治疗，恐怕已为时晚矣。

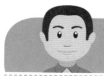

世纪绝症——艾滋病

就目前而言，艾滋病仍是一种尚无有效治愈方法的严重传染病。但其又因完全可以预防，成为日常中大家关注的焦点。

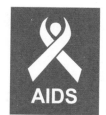

艾滋病是由感染艾滋病病毒（HIV病毒）而引发的一种危害极大的传染病。它在人体的潜伏期平均为8~9年，主要是破坏人体细胞，造成人体丧失免疫功能。

➕ 艾滋病的传播途径

艾滋病主要是通过性接触、血液和母婴三种途径传播。

➕ 如何预防艾滋病

首先是不要吸毒，因吸毒多是共用注射器或用未经消毒的注射器注射毒品。其次，也不能使用未经消毒的器械进行拔牙和其他侵入人体的操作。夫妻之间的性生活应正确使用避孕套，避孕套是阻断性病传播的"守护神"。

➕ 怎样对待身边的艾滋病病毒感染者

若发现身边有艾滋病病毒的感染者，不用害怕，不要冷漠地远远避开，更不能看不起、排斥他们，而是应尽力关及时候心、帮助他们，使他们能够正常地融入社会，能够正常地生活和工作，消除他们对人们的恐惧感。

艾滋病虽然无法治愈，但患者若是接受专业、及时的治疗，病情也可以得到一定程度的缓解。

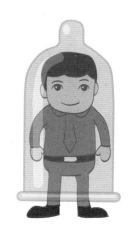

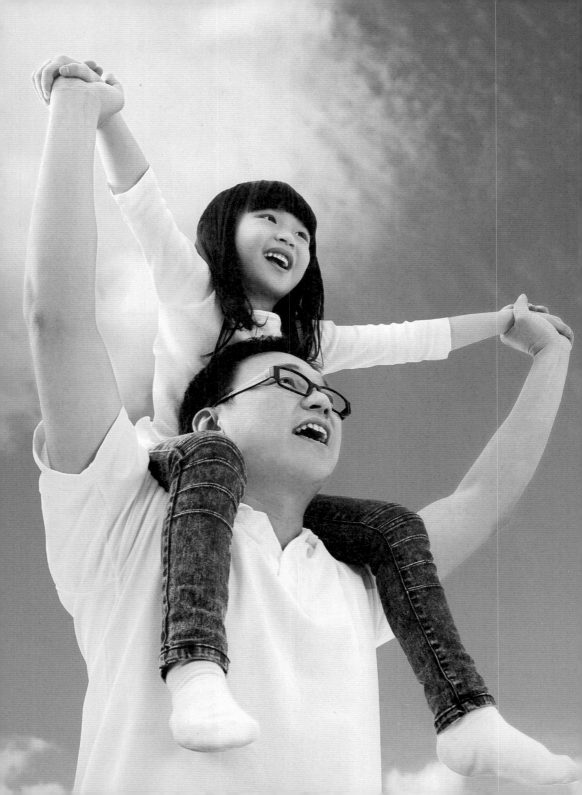

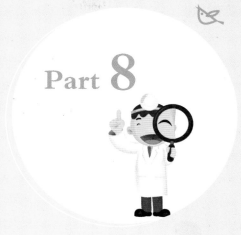

男性不育症

　　作为一个男人，是家里的顶梁柱，是妻子的一片天。但若是患上不育症，男人梦想的"爸业"将化为泡影。预防不育症，珍视健康，才能成就不朽"爸业"。

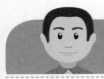

什么是男性不育症

　　李先生今年28岁，已经结婚两年了，但一直没有孩子，近期常感到头晕眼花、四肢无力，而且晚上睡眠的质量很差。起先他还没在意，以为只是自己的心境出现了问题，但这种情况持续了一月有余，也不见有半点消退的预兆。于是，他来到了我的门诊就诊。我给他做了一些检查，最后发现他是不育症。他显得很吃惊，问我什么是不育症。

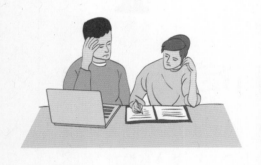

　　世界卫生组织（WHO）规定，凡夫妇婚后同居1年以上，未采取任何避孕措施，而配偶不能怀孕或者能受孕却未能怀胎分娩，且其原因属于男方的，医学上将其统称为男性不育症。男性不育症不是一种独立的疾病，而是由某一种或很多疾病与因素造成的结果。

　　事实上，在不孕不育夫妇中，纯粹由男方原因所致的比例约占25%，而单纯由女方所致的比例为45%，男女双方皆有问题的占22%，剩下8%为"原因不明"。

　　根据临床表现，男性不育可分为绝对不育和相对不育两种。绝对不育是指患者的生育能力完全丧失，已难以通过目前的治疗方法治愈，如无精子症；相对不育是指虽具有一定的生育能力，但生育力低于怀孕所需的临界值，如少精症和弱精症。

　　原发性不育是指男人从未使女子受孕。这是从男性患者的生育史上进行判断的，它不同于特发性不育症的概念，更不是指不明原因的不育症。继发性不育是指男性患者曾经使女性受过孕，但是在之后的12个月有正常性生活且在没避孕的情况下一直未受孕。

男性不育主要表现为精子异常，具体体现为：

① 贫血。患者通常面色萎黄，看起来色泽枯燥，血气很差；还经常会头晕眼花、耳鸣、失眠、精神欠佳。

② 高畸形率精子。正常人的精液之中虽也存在不少异常精子，但一般所占低于30%，若精子异常高于50%，可能导致不育。

③ 精液液化时间延长。正常人在射精之时，精液为液化状态，但射出之后，其中的凝固蛋白发生效用，会使之形成胶冻或者凝块状，随后在37℃水中浴5~20分钟以后精液经凝固状态转变为液化状态，这一现象被称为精液液化。若这一过程长于1个小时，则可能导致不育。

④ 精液量过少。正常成年男性每次的射精量一般为2~6毫升，精液量每次少于1毫升的，可能导致不育。

⑤ 无精子症。其是指射出的精液经过离心沉淀后，在显微镜下观察发现并无精子存在。此症的产生原因有二：一是睾丸生精功能发生了障碍，并无精子在其中产生；二是输精管道阻塞，精子无法排出体外。

⑥ 弱精症及死精症。正常成年男性排精1个小时后，一般有70%以上的精子处于活动状态。若具有活动力的精子低于50%，则被称为弱精症；若具有活动力的精子全无，则被称为死精症。二者都是造成男性不育的重要原因，且因其不易被发现，故而更值得男性关注。

精子的活动力能直接客观地反映出精子的质量，WHO根据精子的活动力，将其分为四个等级。

精子的等级划分	
等级	活动状况
0级	不活动，无前向活动
1级	活动不良，前向运动微弱
2级	活动一般，有中等前向运动
3级	活动良好，前向运动活跃

精子的正常参考值					
	正常参考值	结果		正常参考值	结果
外观	均匀的乳白色，呈半流体状		精子总数	每次射精不少于3900万	
精液量	2~6毫升		精子存活率	58%以上	
pH值	7.2~7.8		精子活力	40%以上	
液化时间	室温下60分钟内，一般不超过15分钟		正常形态	4%以上	
精子密度	1500万/毫升以上		白细胞	少于1×10^6/毫升	

据调查显示，在过去20年里，西方男子的精子密度以平均每年2.6%的速度下降，正常精子比例和活动力平均每年分别下降了0.7%和0.3%。我国还缺乏全面系统的不育症流行病学调查，只能从众多临床分析中估计，不育症发生率约为10%，并且有增加的趋势。大量数据表明：在全世界范围内，人类精液的质量正在逐步下降，精子的数量也在以每年2%的速度逐步下降。

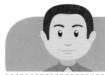

导致男性不育的原因

　　不孕不育从古至今都是比较受关注的问题，不育更是一件非常令男性沮丧伤心的事情。男性不育绝不是偶然现象，它出现的原因有很多。

① 染色体异常。常见的有男性假两性畸形、男性先天性阴茎缺如和46XY/47XXY等染色体异常导致睾丸出现生精障碍，继而导致不育。

② 内分泌疾病。下丘脑功能障碍，如Kallmann综合征，主要是促性腺体激素释放激素缺乏，导致不育。

③ 生殖器官感染。如前列腺炎、附睾炎、尿道炎、睾丸炎等，严重者将降低精子质量甚至直接"杀死"精子，造成男性不育。

④ 输精管阻塞。先天性和后天性的阻塞都可以阻断精子的运输，使得体内精液无法外溢，导致男性不育。

⑤ 男性性功能障碍。少数勃起功能障碍患者病情严重，不能进行正常的性生活，不能将精液射入女性阴道之中，精子和卵子无法相遇，就会产生生育问题，从而导致女性无法受孕。

⑥ 精子质量有问题。精液包含精浆和精子两部分，精浆是精子重要的生存环境，直接决定着精子质量的高低。

⑦ 长期用药。常见的有雷公藤、螺内酯、尼立达唑、西咪替丁、秋水仙碱、柳氮磺吡啶等各种激素类药物和癌症化学治疗药物，常能导致暂时或永久的对精子生成的损害。

⑧ 手术因素。如尿道瓣膜手术、尿道梗阻施行的膀胱颈部切开手术、腹膜后淋巴结清除术或较大的腹膜后手术，皆有可能引发逆行射精或其他射精障碍，继而导致不育。

⑨ 不良的生活习惯。如长期穿着紧身裤、嗜烟和酗酒、频繁进行热水浴等，都可能导致不育。

　　男性不育是很多家庭的困扰，对男性自尊的打击是很大的。患者应该放下面子，及早去正规的医院接受治疗，早日恢复男人的雄风。

不良生活习惯易导致不育

在现代社会中，随着生活节奏的加快，很多男性也加入了不孕不育的行列，给他们的婚姻生活和家庭幸福带来了阴影。那么，哪些不良的生活习惯会引起男性不育？

（1）频繁的热水浴

阴囊的温度大约比正常体温低1℃，以利于精子更好地发育和生殖。频繁的热水浴使得阴囊的温度持续上升，将影响精子的产生，最后可能导致不育。

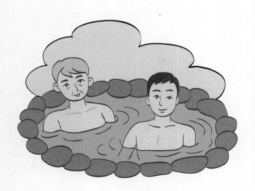

（2）长期穿着紧身裤

紧身裤使得睾丸受到挤压，再加上阴囊出汗散热受阻，睾丸温度将进一步上升，不利于精子的生长。同时，长期穿着紧身裤，还阻碍了阴囊部位的血液循环，也不利于精子发育生长。

（3）经常长途骑行

车座会压迫尿道、阴囊、会阴部位，长时间骑行会导致上述部位充血，可能造成前列腺炎、睾丸炎等疾病，影响精子的数量及质量，造成男性不育。另外，骑车的颠簸震荡还会直接损害睾丸的生精功能。

（4）房事频率过高

尽管睾丸每天能产生数亿个精子，但其必须在附睾中发育成长，直到成熟后满足射精的条件，这一过程大概需要3个月。房事过于频繁，导致精子"入不敷出"，每次射出的精子逐渐变少，可引发不育。另外，频繁性交导致阴茎、前列腺等性器官充血、发肿，将不利于精子的产生、发育及生长。

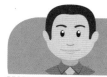

导致男性不育的饮食习惯

很多夫妻各自的身体一向健康，可总是盼不到宝宝的到来。在这种情况下，你有没有想过造成这个结果的原因可能就"潜伏"在你身边，但你却始终未曾察觉呢？在日常生活中，不可避免的饮食习惯，就可能是导致不育的"罪魁祸首"。

❶ 好吃腰子等动物内脏。动物内脏是很多男人喜欢的下酒菜，尤其是"腰子"这类的补肾强精的食物，更是不少人的最爱。很多人不知道的是，这类食物不但不能补精，而且还可能导致不育。

❷ 爱吃烧烤和油炸食物。烧烤和油炸食物，如烤鱼、炸鸡等食物广受男性欢迎。绝大多数男性不知道，当你在大快朵颐的同时，你的生育功能正大受损害。烧烤和油炸食物在烹饪过程中会产生丙烯酰胺，这是一种致癌物质，能对精子产生毒害，可导致男性少精、弱精。

❸ 饭后一根烟。众所周知，香烟里面含有尼古丁等有害物质，这些有害物质通过香烟烟雾凝结液抑制精子的活力，严重者更会导致精子突变或畸形，导致不育。

❹ 吃饭要配酒。我国是一个产酒大国，喝酒是男性的常见嗜好之一。长期大量饮酒容易导致慢性酒精中毒，一旦有酒精中毒的情况，患者会出现睾丸萎缩，导致精液的质量下降，进而可能导致不育。

❺ 熬夜提神喝咖啡。很多男性朋友经常熬夜，为了提神，长期大量饮用咖啡，其实这也是引发不育的诱因之一。咖啡之所以具有提神醒脑之效，是因其含有的咖啡因可刺激人的交感神经。当交感神经频繁地被刺激，相对较弱的交感神经就会受到压抑，临床表现为性欲减退。另外，咖啡因还具有杀精效果，能有效减少精液之中精子的数目。所以，平时应该尽量少饮用。

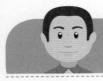

男性不育的征兆

在现今这个网络时代，很多"门外汉"会在网上解释各种病因和提出治疗意见，导致其中的信息良莠不齐，甄别难度极大。如果男性朋友能够了解一些简单的生育知识和自测方法，就可以在生活和工作中进行有效的自查自测，做到有病"早发现，早治疗"。

目前男性不育的主要原因集中在遗传、性激素异常、生殖道感染、隐睾、精索静脉曲张、不良的生活习惯等几个方面。定时进行自查，就能知道自己是不是已经患上了不育症。

如果沿精索自上而下轻轻触摸，发现阴囊内有蚯蚓状的柔软迂回的大团块，那就要引起注意了，你可能患上了精索静脉曲张。它能够使得睾丸温度上升，静脉血的瘀滞则会影响睾丸的代谢，从而影响精子的产生，造成精液质量降低，甚至导致不育。

若发生睾丸肿痛、胀痛，缓解之后睾丸逐渐缩小，这可能是睾丸扭转或睾丸炎症后损伤性的萎缩，而且往往伴随着生精细胞的不可逆损伤。附睾位于睾丸的正后方，一旦出现急性的附睾肿大，且疼痛明显，则多为急性附睾炎；如果睾丸未能降入阴囊而是滞留在腹腔之中，则被称为隐睾，因为隐睾部位的温度比阴囊之中高，所以对精子的发育存活有很大影响。

观察精液也能判断生育能力。正常成年男性每次射精量为2~6毫升。多于6毫升则精液过多，造成精子密度过大而难以存活，导致不育；少于2毫升则精液过少，精子密度过低而难以"抵抗"和适应阴道的环境，甚至容易从女性体内流出；低于1毫升，则极易导致不育。另外，一般射精后，15~30分钟内精液会液化，如果超过1个小时精液仍不能液化，则称为精液液化时间延长，这也是导致不育的因素之一。

另外，个人还需定期到医院接受体检，一旦发现不育的征兆，应立即去正规医院接受专业的检查和治疗，对症下药，早日痊愈。

注意时常自检阴茎和睾丸

性器官出现问题，这是最令男人头痛的事了，毕竟碍于面子，谁也不想一趟趟地往男科或泌尿科跑，但每个月固定的检查又不得不做。不过还好，阴茎、阴囊凸出于体腔外，特别容易进行自我检查。在洗澡时或睡觉前瞧一眼、摸两下，就可能发现不正常之处。这个时候再去医院，自然减少了不少麻烦。

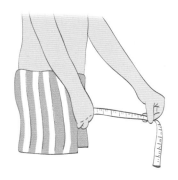

检查阴茎时，要特别注意看它的表面有无异物长出，如溃疡、水疱、肿包等，一旦发现就要立即去正规医院进行治疗，因为一旦"命根子"出了事，就会不得安生。此外，再上翻包皮，看看冠状沟处是否干净，尿道口是否干爽（是否残留分泌物或流脓），如有污垢，则需要清洗干净。

自检睾丸时，首先要注意睾丸的大小。成年男性的睾丸体积应在8厘米^{3}以上，如果睾丸小于8厘米^3，则有

可能是睾丸萎缩。10岁的男孩，睾丸体积应达到4厘米^3，小于4厘米^{3}则视为不正常。

其次，睾丸肿瘤易发于青壮年，且多为单侧，发病之处往往较为隐蔽，且生长迅速，若有肿胀感觉，有极大可能是恶性肿瘤；若发现睾丸短期增大，而且没有触痛，则可能为睾丸癌；若有触痛感觉，则表明睾丸之处感染炎症。若阴囊增大，而摸不到睾丸和附睾，则有可能是鞘膜积液；若附睾出现肿胀、疼痛现象，则表明附睾之处有病变。一旦发现上述症状，需要立即去正规医院接受专业治疗。

男性最好是每天将"隐秘部位"好好"打扫"一番，这样不仅有利于自己的健康，也是爱护妻子的表现。毕竟作为男人，一个人的健康往往关联着两个人的幸福。

✚ 如何说服丈夫去做检查

有些男性朋友虽然知道"男性因素也可能导致不孕"这一事实，但不少备孕爸爸对来医院就诊还是心有抗拒，这些备孕爸爸的心情都是可以理解的。

男人通常都比女人好面子，而且相比于女性接受妇科检查，男性接受男科检查的机会远远要少，会极不习惯。

另外，还有大部分男性若没有身体问题，就会认为自己的身体健康，没必要接受男科检查。

女性只有明白男性心中所想，才能成功地说服男性接受男科检查。其说服办法有：

正确认识，耐心劝服。女人最佳的生育年龄是25岁左右，让丈夫认识到年龄和生育的关系，认识到高龄对生育和对后代健康的影响。

早发现早治疗。若查出什么病症，早发现早治疗，也能为日后的备孕打下基础；若无病症，则可以趁此良机进行备孕，了解备孕知识，健康培育下一代。

以爱为名，携手共赴。以爱的名义，为了爱情的结晶，两个人都要有面对的勇气。况且做不孕不育检查的最终目的，还是为了孩子。

说服丈夫接受不育检查之后，也应该了解男性不育的4种诊断方法。

1 体格检查

包括一般检查和专科检查。

2 实验室检查

包括精液的常规分析和前列腺液检查。

3 内分泌检查

内分泌6项检查，又称性激素6项，具体包括卵泡刺激素、黄体生成素、泌乳素、雌二醇、总体睾酮及游离睾酮检查。

4 特殊检查

包括遗传学检查、有创诊断检查和影像学检查。

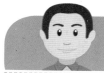

调整生活方式治疗不育

如今，"先立业后成家"的观念盛行，六成以上的男士希望等到有房、有车、事业有成以后再结婚，因此晚婚晚育之风盛行，而因为年龄大、压力大等导致男性不育的人群也大量增加。在接受药物治疗的同时，辅助治疗也能取得很大的成效，比如生活方式的调整。

适当的体育运动

适度、合理的体育锻炼能够提高自身的免疫力，更好地对抗疾病侵袭。

不穿紧身裤

睾丸内精子发育生长最好的温度是比自身体温低1℃左右，穿紧身裤则会使睾丸的局部温度增高，进而影响精子的质量。

饮食结构适当调节

适当调节饮食结构，尽可能多地从饮食之中吸收更多的维生素A、维生素C和维生素E，都可以增强男性的生育能力。

调整阴道环境

阴道和宫颈分泌物十分浓稠，在排卵期前后，用弱碱性溶液冲洗阴道，有机会增加受孕概率。

理性的性交

通常在女方排卵前后，隔天一次的性生活，可以保证有最大的精卵结合机会。准确判断出女性的排卵期，显得尤关重要。性交频率和生育也有着极大的关系。频繁性交会使得阴茎和前列腺长期充血、肿胀，影响精液质量，甚至造成不育；相反，若性交过少，精子尽管数目较多，但由于在人体内时间过长，已经出现老化现象，所以精液质量也相对较低。

另外，性交时调整合理的性交姿势，会使得精液不容易"流失"，这也能增加受孕的概率。值得提醒的是，不孕不育夫妻若采用上述方法进行自我调整，1年后妻子依然无法怀孕，就应该去正规医院接受专业的检测和治疗。

✚ 何时是最佳的受孕时机

前一段时间我的高中老同学阿峰来我的门诊看病，一问才知道他患的是不育症。那年阿峰大学毕业后娶了班花，然后进了国企，十年后做上了中层管理的职位，事业、爱情都很得意，让我们一群男同学都无比羡慕。但他自己说，自己和妻子之间总是感觉有根刺，这根刺就是不育。他说："我觉得自己根本没病，但那些医生说我这情况是不育症。我前前后后吃西药求偏方，求奶奶告爷爷的，破财还是挡不住灾，八九年过去了还是一场空欢喜。"

我问他有没有注意过女性最佳的受孕时机，他摇摇头，说从来没有听说。我觉得他应该从这方面入手去试一试，于是告诉了他女性最佳的受孕时机，同时叮嘱他一定要做好自我调节，比如放松心情、锻炼身体等。他听完后说回去试一试。

一个月后他来复诊，可以发现他的体质比起一个月前大有进步。我问他有没有效果，他说感觉挺有效的，但妻子肚子还是没动静。我拍了拍他的肩膀，告诉他坚持才能胜利。

两个月后的深夜，我突然接到了他的电话，电话那头他激动地说："我终于有孩子了。"我连忙向他道喜。皇天不负苦心人，阿峰总算是苦尽甘来了。

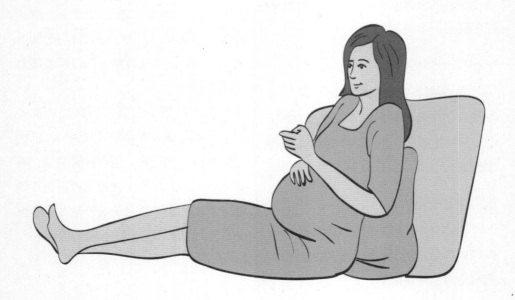

生活中有很多像阿峰一样看似不育的男性，实际上根本就没有什么影响生育的疾病，只是由于缺乏生育知识而错过了怀孕的最佳时机。也因此，有能力生育的夫妻，一定要把握好女性的最佳受孕时机，这样才能尽快地怀上宝宝。

那么，女性最佳的受孕时机到底是什么时候呢？

临床实践证明，女性最佳的受孕时机就在排卵当天，由于男性的精子可以在女性阴道和子宫颈内生存3天，因此在排卵期的3天内行房，仍然有机会怀孕。从女性的月经规律来看，一般月经周期为28天左右，排卵期往往在月经周期的中间阶段。

✚ 确定排卵期的三大方法

（1）测量基础体温

这是确定排卵期最好也是最可靠的方法。所谓基础体温，就是在起床后不进行任何活动所测得的体温，坚持测量，观察体温变化，从中可以找出女性的排卵期。

（2）观察宫颈黏液

排卵期女性会出现阴道分泌物的改变，以往黏厚、浑浊、稀少的宫颈黏液会逐渐变得稀薄、透明，其中的分泌物也有所增加。

（3）观测白带

正常的情况下，白带的质和量会随着月经周期变化。月经后，白带色白、量少，呈糊状；在月经中期即将排卵时，由于宫颈腺体分泌旺盛，白带将增多、微黏，呈透明的蛋清模样；排卵2~3天后，白带变得浑浊、黏稠，量也逐渐减少。

打算做父母的夫妻，千万不要错过受孕的最佳时机。若坚持1年无效，请尽早到正规医院接受专业治疗，千万不可错过了生育的最佳时间。

TIPS:

女性处于排卵期时，成熟的卵子从卵巢表面排出要冲破卵子表面的一层有薄膜的滤泡，滤泡内的少量液体就会流入盆腔，女性会感到肛门有轻度下坠感，同时也有一侧下腹轻痛。

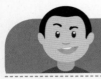

中医治疗男性不育症

中医认为，肾为先天之本，肾气盛则精气足，若先天不足或后天失养，则精液稀少，精子数量不足。中医理疗能促使肾中精气盛实，从而达到治疗的目的。

按摩理疗方法

步骤1·用拇指指腹顺时针按揉百会穴3分钟。

步骤2·用食指、中指、无名指指腹按揉关元穴至中极穴，以皮肤发热为度。

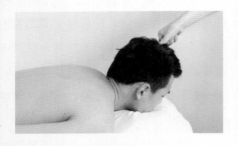

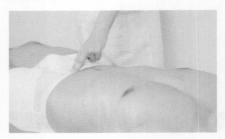

步骤3·用拇指指腹揉按足三里穴，以潮红发热为度，时间约为2分钟。

步骤4·用拇指按压肾俞穴、志室穴，再以顺、逆时针按揉，以感到酸胀为佳。

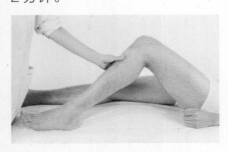

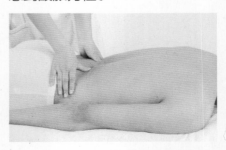

步骤 5·用手掌按揉关元穴，先顺时针再逆时针按揉，时间约为 2 分钟。

步骤 6·用拇指指腹揉按命门穴，以潮红发热为度，时间为 2 分钟。

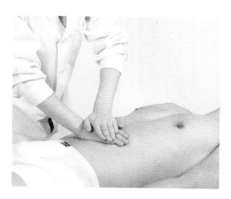

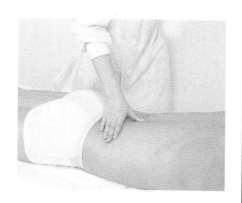

艾灸理疗方法

步骤 1·用艾条温和灸法灸治足三里穴，以穴位上皮肤潮红为度，时间为 10~15 分钟。

步骤 2·用艾条温和灸法灸治三阴交穴，以皮肤潮红发热为度，时间为 10~15 分钟。

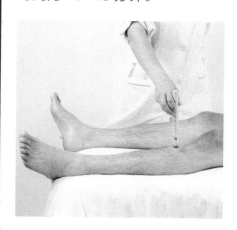

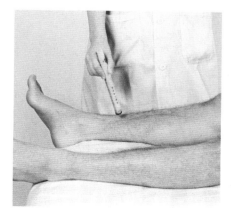

刮痧理疗方法

步骤 1·用刮痧板角部从上往下重刮三阴交穴,至出现痧痕、痧斑为止。

步骤 2·用刮痧板边缘从上往下刮拭脾俞穴至命门穴,一次刮到底,中间不停顿,以出现痧斑、痧痕为度。

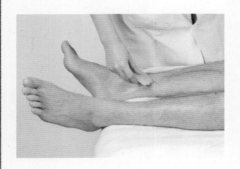

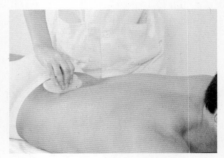

拔罐理疗方法

步骤 1·用拔罐器将气罐吸附在足三里穴上,以局部皮肤泛红、充血为宜,时间约为 15 分钟。

步骤 2·点燃棉球伸入罐内旋转一圈马上抽出,将火罐扣在气海穴上,时间约为 15 分钟。

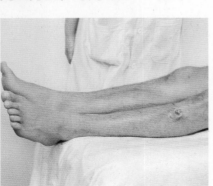

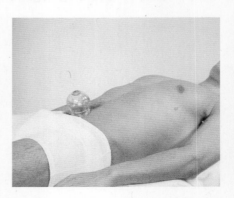

人工"受"精与人工"授"精

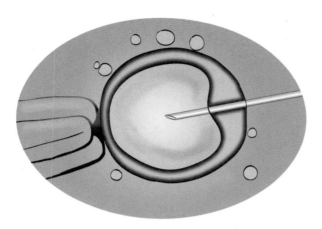

　　近年来，我国的不孕不育人群明显增多。而随着科学的进步，利用科学技术帮助怀孕，已成为不少不孕不育夫妻的不二选择。按照目前临床来看，科学有效的助孕手段主要有人工受精和人工授精。

➕ 人工受精

　　人工受精又称体外受精，是指将精子或卵子从人体取出，经过处理或培养成胚胎后，再植入人体内，达到使女性怀孕并正常生产的目的的一种技术。

人工受精适应证

　　患严重输卵管疾病，如盆腔炎导致输卵管堵塞、积水、输卵管结核而子宫内膜正常或异位妊娠术后输卵管堵塞；子宫内膜异位症；有排卵障碍；男方精子数量少、活力差、射精异常，或无精；免疫性不孕症；有遗传性疾病需要做移植前诊断者。

人工受精禁忌证

　　任何一方有酗酒、吸毒等不良嗜好；提供卵子及精子的任何一方接触致畸量的射线、毒物、药品并处于作用期；女方患有不宜生育的严重遗传性疾病、严重躯体疾病、精神心理障碍等；

女方子宫不具备妊娠功能或患有严重躯体疾病不能承受妊娠。

✚ 人工受精流程

（1）检查身体

首先，需对接收人工受精的不孕不育夫妻做详细体检，检查正常才能做人工受精。

（2）控制性超排卵

由于月经周期的长短因人而异，同一患者的不同周期也存在差异，所以不易安排取卵时间。一般用GnRHa使体内FSH和LH降调，再施与HMG或FSH排卵药物，刺激卵巢中的卵泡成长，增强或改善卵巢功能，以达到使女性不受自然周期限制、获得多个健康卵子的目的。

（3）取卵取精

利用B超检测卵泡大小，注射人绒毛膜促性腺激素（HCG），促使卵泡成熟，注射后34~36小时内可取卵。在局部麻醉下，经阴道B超引导，将取卵针穿过阴道穹隆，直达卵巢吸取卵子，并立即在显微镜下将卵子移到含胚胎培养液的培养皿中，搁置37℃的培养箱中培养。取精与取卵同一天进行。取精前洗净双手，用自慰法留取精液，装入无菌的小杯内。

（4）体外受精

取卵后4~5小时将处理后的精子与卵子置于同一培养皿中，共同培养18小时，注意观察受精情况。若精子质量太差，无法自然受精，则需以显微镜注射法强迫受精。

（5）胚胎移植

以患者的年龄、是否有过生育史等角度决定移植胚胎的数目，多在受精2~3天后进行移植。

（6）妊娠

移植后14天，可验尿或抽血确定是否妊娠。若有妊娠，则补充黄体酮或HCG直至分娩。

✚ 人工授精

人工授精是指用通过非性交方式将精液注入女性生殖道内，使其受孕的一种技术。按照其精子来源可分为夫精人工授精和供精人工授精。

人工授精适应证

男性因少精、弱精、液化异常、性功能障碍、生殖器畸形等不育；女性因宫颈黏液分泌异常、生殖道畸形及负面心理因素导致性交不能等不育；免疫性不育；原因不明的不育。

人工授精禁忌证

女方因输卵管因素造成的精子和卵子结合障碍；男女一方患有生殖泌尿系统急性感染或性传播疾病；一方患有遗传病、严重躯体疾病、精神心理障碍；一方接触致畸量的射线、毒物、药品并处于作用期；一方具有酗酒、吸毒等不良嗜好。

✚ 人工授精流程

（1）检查身体

首先，需对接收人工授精的不育夫妻做详细体检，检查正常才能做人工授精。

（2）取精

估计女方排卵期，检测卵泡成长情况，在于女方月经第8天左右由供精人或女方丈夫经手淫取出精液，置于无菌小杯之中。人工授精的精液（尤其是精液异常）最好还是保留在男性生殖道内2~7天的精液。

（3）人工授精手术

在预计排卵期内来医院，将无菌小杯中的精液送到实验室进行精液优化处理（30~60分钟），然后用一柔软细管将处理后的精液放入女方子宫腔内，女方当平卧30~60分钟，以免精液流出。

（4）妊娠

术后14天左右可验尿或抽血，检验是否妊娠。若有妊娠，则补充黄体酮或HCG直至分娩。

人工受精与人工授精的区别			
技术＼区别	适用人群不同	受孕过程不同	成功率不同
人工受精	主要用于由女性方面造成的不孕，如严重的输卵管疾病、子宫内膜异位症、免疫性不孕症；男方精液或女方宫颈黏液内存在抗精子抗体者，如卵泡不破裂综合征等	精子和卵子的结合是在试管内，并使受精卵在符合条件的环境内生长、分裂和发育3~6天，形成胚胎，然后将胚胎移植到子宫腔内，以达到受孕目的的一种技术	成功率低，约17%
人工授精	主要用于由男性原因造成的不孕，如严重的尿道下裂、逆行射精、勃起障碍、无精症、少精症、弱精症、精子不液化等	将精子采用人工注射的方法，送进女性生殖道内，以达到受孕目的的一种技术	成功率较高，约50%

　　如果不幸发现不孕不育的问题降临在自己身上，并且在通过专业治疗而无效的情况下，那么上述说到的这两种技术就是生育后代的最佳途径。但是对于这两种技术的差别，大家还是需要知道的，最主要的还是应该遵医嘱。

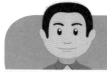

患有哪些疾病不宜生育

Q 最近发现男友竟然有某种遗传病，这种遗传病会不会遗传给下一代呢？男性患有哪些疾病不适合生育？

A 不一定，要看是什么遗传病。患有以下传染病的男性有可能会遗传给下一代，不宜生育。

❶ 常染色体显性遗传病，如骨骼发育不全、视网膜母细胞瘤等。这类遗传病的显性致病基因在常染色体上，患者的家族中，每一代都会出现相同的患者。正常人与患者结婚，生育的后代出现这种病的概率是50%，因此不宜生育。

❷ X连锁显性遗传病。由于患者的显性致病基因在X染色体上，所有患病的女性皆会发病，因此不宜生育。

❸ 多基因遗传病，如躁狂抑郁性精神病、原发性癫痫和重症先天性心脏病等多基因遗传病。发病机制复杂，具有较高的遗传度，危害严重，患者不论男女，后代发病率大于10%。

❹ 常染色体隐性遗传病。夫妇双方均患有相同的严重常染色体隐性遗传病，如先天性聋哑、肝豆状核变性、白化病等。

❺ 染色体病。先天愚型等染色体病患者，所生的子女发病率超过50%。

❻ X连锁隐性遗传病。这类遗传病常见的有血友病A、血友病B和进行性肌营养不良等。由于隐性致病基因位于X染色体上，故患者多为男性。男患者与正常女性结婚，所生的男孩全部正常，但女儿都为致病基因的携带者；如果女性携带者和正常男性结婚，所生的子女中，儿子有50%的发病概率，女儿全部正常。

由于遗传病种类繁多、遗传方式多样，对后代的影响也不同，因此遗传病患者在考虑生育问题时，应该进行遗传咨询，在咨询医生的指导和帮助下，作出明智而理想的选择。

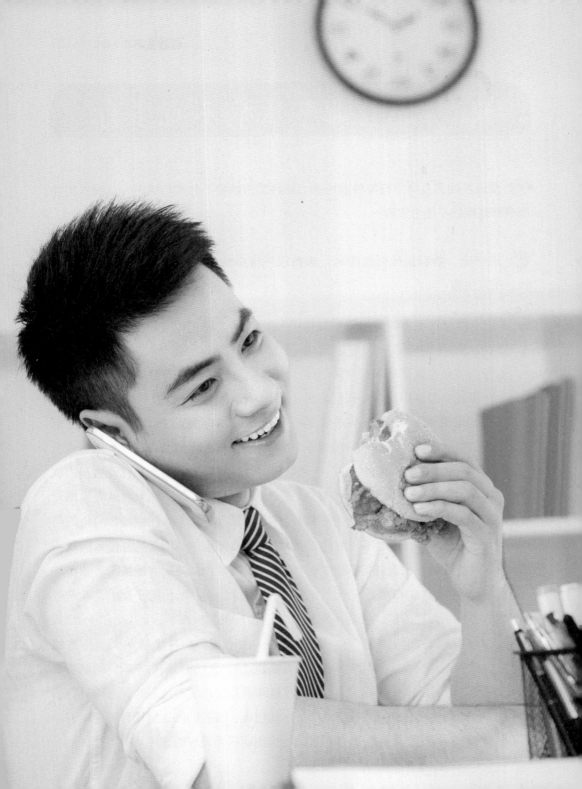

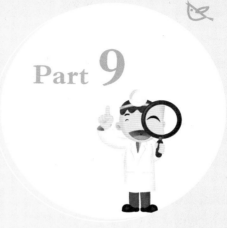

Part 9

男性尿道炎

　　最近几年，越来越多的男性都遭到了尿道炎的"袭击"，它不仅成为男人的难言之"痛"，而且稍有不慎还可能传染给自己的伴侣。为了保护自己和家人的安全，找到尿道炎的致病"元凶"，对症下药地治疗，已成为男人迫在眉睫的头等大事。

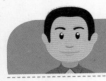

什么是尿道炎

最近老同学阿林来我的门诊看病，一番寒暄后他说出了自己的症状，是尿道口发红、尿道刺痒。他感叹道，今年已经年近四十了，想不到还会有这些小麻烦。我则是挑了挑眉，心里有些不安，于是就带他去做了相关检查。检查结果出来后，我对他说，这是尿道炎，比较顽固的男科病，治起来可能需要花点时间。他有点疑惑地问道：不是过敏吗？尿道炎又是什么病？

尿道炎就是指前后尿道及其所属腺体的化脓性感染，临床上又分为急性和慢性、非特异性和淋菌性尿道炎。

✚ 急性尿道炎

尿道分泌物为急性尿道炎的最常见症状，另外，均有尿道刺痒和尿频、尿急、尿痛，在耻骨上区和会阴部有钝痛。最突出的特征是尿道口发红、水肿，尿道部压痛，少数病例可有肉眼血尿。

✚ 慢性尿道炎

临床症状轻微，部分患者无任何症状，或仅在清晨可见少量浆性分泌物黏着尿道外口，炎症消退后可出现瘢痕，导致尿道狭窄。

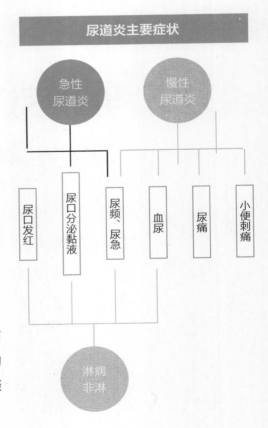

尿道炎主要症状

急性尿道炎 / 慢性尿道炎

尿口发红 | 尿口分泌黏液 | 尿频、尿急 | 血尿 | 尿痛 | 小便刺痛

淋病 非淋

✚ 尿道炎的检查

（1）尿常规检查

尿道炎常见的检查就是尿常规检查，检查后可见白细胞增多或呈脓尿，伴有红细胞增多，少数呈肉眼血尿。

（2）尿培养

淋菌性尿道炎可见细胞内或细胞外淋病双球菌；非特异性尿道炎可用分泌物或前尿道拭子培养，可见大量细菌生长；若分泌物涂片及培养均未发现细菌，则有可能是支原体、衣原体感染，可行特殊方法培养或做PCR检查加以区分。

（3）尿三杯检查

尿三杯检查可明确地诊断尿道炎，具体做法是将尿道口清洗之后，将最初的10~20毫升尿留于第一杯中，中间30~40毫升尿留于第二杯中，最后5~10毫升尿留于第三杯中。若第一杯尿液异常，且程度最重，则病变部位可能在前尿道；若是第三杯异常，且程度最重，则病变部位在膀胱颈或后尿道；若三杯均为异常，病变在膀胱颈以上。

（4）尿道冲洗实验

患者膀胱充盈之时，采取3%温硼酸盐水冲洗尿道，同时指压会阴部，以防冲洗液进入后尿道，冲洗至澄清后排尿观察。若尿中有浑浊，则为后尿道发炎，反之则为前尿道发炎。

（5）膀胱尿道镜检

很多患者尿道会出现久治不愈且持续发作的炎症，采取膀胱尿道镜检时，操作动作必须轻柔且要选择管径较细的膀胱镜，以免因损伤而引起严重血尿。膀胱尿道镜检并不是常规的检查方法，但其可以对反复不愈的患者起到追根寻源的作用，并能了解尿道口是否狭窄、尿道内有无异物等情况。

尿道炎的检查和治疗同样重要，只有精确地发现尿道的病发部位，才能采取物理治疗的方式对症下药，早日令患者恢复正常的健康生活。

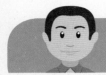

尿道炎的征兆

　　尽管男性尿道炎是一种常见的疾病，但却给男人带来了无穷的折磨。其实，只要平时多注意一些自身的变化，就能提早预防，比如最常见的尿分叉，其实就是尿道炎的前兆。

　　若一个青年出现尿分叉的同时还伴随着尿频、尿急和尿不尽等症状，这基本上就是尿道炎了。造成尿道炎的原因一般都是尿道或其所属腺体受致病菌感染，这些致病菌通常有细菌、支原体、滴虫、霉菌等。在这些致病菌侵袭下，受累的器官组织发生炎症，尿道黏膜渗出物增多，且在清晨时尿道口常有少量浆性分泌物沾染。

　　尿道黏膜处的分泌物含有黏蛋白成分，这种成分在尿道口水分蒸发之时，会导致尿道外口的粘连闭合。在这时，一旦有尿液冲击，尿线就会变细或者分叉。自然，当黏蛋白不再粘连尿道口之时，尿线又恢复正常情况。若遇到上述情况，应及时到正规医院进行专业治疗。

　　若一个老年人出现尿分叉症状，也要考虑是否为尿道炎。当然，患有前列腺增生的老年人除外，因为当前列

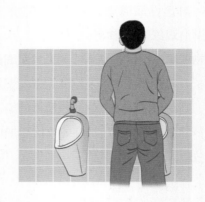

腺增生时，尿道中间部位会被高高"抬起"，两侧尿道相对较矮，排尿时就会出现尿道分叉现象。

　　此外，尿分叉有时也是正常现象。比如有些夫妻进行性生活之后，男性常会出现尿分叉，其作用机制和炎症所致的粘蛋白粘连尿道口极其相似。但在性兴奋退却之后，这种现象会完全消失，因此这种现象属于生理反应。

　　总而言之，尿分叉的出现具有一定的启示，特别是对一些年轻男性朋友来说，显得尤为值得关注。

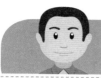

尿道炎易反复发作

尿道是泌尿生殖系统最容易受到侵犯的器官，很容易受到各种细菌、病毒等致病菌的入侵。其就像是平常感冒一般反复发作，给患者带来了许多烦恼和不安。尿道炎为何如此顽固，竟接二连三地反复发作？

尿道炎之所以顽固，其原因有下面几点：

（1）致病菌产生耐药性，治疗不彻底

盲目地服用抗生素，使得致病菌产生耐药性，无法从身体中被完全清除出去。

（2）淋菌性尿道炎交叉感染

尿道炎的治疗应该是夫妻同时进行，很多患者一般只是单方面地接受治疗，这就导致治愈的一方再次进行性生活后，很容易出现交叉感染。

（3）致病菌存在潜伏性

部分尿道炎由于药物疗效有限，导致致病菌一直处在潜伏感染的状态。只有在劳累、饮酒或精神紧张的状态下，才会诱发致病菌。

（4）感染部位过深，药效难以到达

若致病菌隐藏在深层组织之下，或是潜藏于尿道隐窝以及尿道旁腺等部位，由于药物的药效有限而无法到达，很难将感染部位病菌杀死，为下次复发留下了隐患。

（5）患者抵抗力弱

有些尿道炎患者的抵抗力较弱，身体免疫力较差，或是因为同时患有肝病、肿瘤等疾病，导致身体状况不佳，这也间接地为尿道炎的治疗带来了许多困难。

尿道炎若是长期反复发作，则易形成顽固性尿道炎。其不仅与不规范治疗、患者自身体质有关，还与很多并发症息息相关。因此，尿道炎患者必须接受合理规范的专业治疗，只有这样才能早日康复。

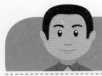

不洁性生活易致尿道炎

尿道炎的发生率在国内外居高不下，并有逐年上升的趋势，尤其是慢性尿道炎，症状反复发作，令患者痛苦不堪。那么，是什么原因导致的尿道炎呢？其实，不洁性生活是引发尿道炎的重要原因之一。

男性的阴茎分阴茎头和阴茎体两部分，阴茎头和阴茎体的交界之处为冠状沟，包皮和阴茎头上的油腺组织易在此处形成分泌物，若不定时清理，该分泌物会与汗液等杂物形成包皮垢。包皮垢为一种致癌物质，且奇臭无比，易对敏感的冠状沟产生刺激，进而引发炎症。而反复发生的包皮龟头炎又易诱发尿道炎，所以不洁的性生活易致尿道炎。

此外，不洁的性生活可以将致病菌带入尿道，这些致病菌主要是淋球菌、非淋球菌、支原体、白色念球菌、毛滴虫以及部分在人体内常驻的细菌，这些细菌侵袭尿道及周围腺体，可引发尿道炎、前列腺炎、精囊炎和附睾炎等炎症。这些炎症在性交过程中又会诱发伴侣生殖器疾病的发生，引起阴道炎、宫颈炎，甚至还会传染给孩子，殃及家庭，遗害后代，切不可抱有侥幸之心而为之。

预防男性尿道炎，首先应该洁身自好，杜绝不洁性生活。若发现有相应的症状，则应立即到正规的医院进行专业治疗，尽早治疗尽早康复。

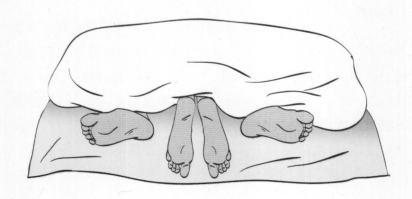

尿道炎与膀胱炎的区别

Q 近期日间尿频、尿急、尿不尽，且伴有小腹阵痛，本以为是尿道炎，到医院检查发现是膀胱炎，请问尿道炎和膀胱炎有什么区别？

A 由于发病率相对较高，膀胱炎和尿道炎都属于大众比较熟悉的疾病，但是膀胱炎和尿道炎有什么区别却是大家比较少关注的问题。其实这个问题对于预防和治疗这两大疾病都有着重要的作用。

尿道炎与膀胱炎的区别		
炎症类型 区别	尿道炎	膀胱炎
病因	常因尿道口或尿道内梗阻所引起，如包茎、后尿道瓣膜、尿道狭窄或尿道内结石和肿瘤等，或因邻近器官的炎症蔓延到尿道，有时可因机械或化学性刺激引起	诱因有结石、异物、肿瘤或阻塞性病变，黏膜增生或萎缩、肉芽组织形成，并有纤维组织增生，膀胱容量减少；或并发阻塞所引起的肌肉肥大以及习惯性憋尿
致病菌	以大肠杆菌、链球菌和葡萄球菌逆行侵入尿道为最常见	多数为大肠杆菌
病状	小便过程和过后尿道疼痛	小腹膀胱区疼痛，也有伴小便过程和过后尿道疼痛
治疗方法	采用抗生素与化学药物联合应用疗效较好	根据中段尿致病菌培养结果有针对性地选用抗生素

患者在生活中一旦出现症状，应该第一时间到正规的医院做相应检查，根据查找的病因进行针对性治疗。疾病的治疗一定要采用专业的技术，同时，患者也不要病急乱投医，一定要耐心地接受治疗，尽早治疗才能早日摆脱疾病困扰。

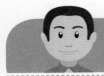

尿道炎要慎重对待

很多人普遍认为"尿道炎是女人的病"，殊不知，男性也能患上此病。不但如此，若是男性患上这病，病情通常要比女性严重得多。

诱发泌尿生殖感染疾病。受尿道在人体中的位置影响，当炎症扩散到它附近周围的生殖器官，如前列腺、输精管、睾丸以及附睾时，将会导致前列腺炎、附睾炎等泌尿生殖感染疾病的发生，到时候各种男"炎"集体"起哄"，后果将不堪设想。因此，当患者患上尿道炎时，必须慎重对待，趁早规范就医是最明智的选择。

可能导致男性不育。当炎症扩散到前列腺时，可能导致前列腺炎，进而影响前列腺液的质量。因前列腺液是组成精液的重要成分，前列腺液质量的好坏也会进一步影响精液质量，若精液质量较差，可能导致不育。

排尿困难。尿道炎可以直接影响尿道的上皮，在感染的局部形成疤痕，这种情况严重者可造成尿道狭窄，继而引发排尿困难。

导致慢性肾衰竭。尿道炎的最大特点是很容易转换为慢性疾病，严重者可引起慢性肾衰竭。据最新资料统计，25%的慢性肾衰竭是由尿道炎引起的。

影响男性的性功能。尿道炎所造成的不适感会令男性的性欲减退，无法保证性生活的质量，因为炎症的影响会让男性出现疼痛，性生活会因为疼痛而被迫中断，长期如此下去，会诱发早泄、阳痿等性功能障碍。

扰乱正常工作和生活。尿道炎导致的尿频、尿急和尿痛，还有出现的红肿和瘙痒等症状，会严重影响患者的日常工作和生活。

危害性伴侣的生殖健康。尿道炎会通过性生活传染给性伴侣，危害性伴侣的生殖健康。因女性尿道较短，所以易受到致病菌的感染形成尿道炎，而男性若是患上尿道炎，症状则会更为严重。

总之，不论男女，若是患上了尿道炎，及时去正规医院接受专业治疗才是不二之选。

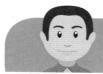

如何治疗尿道炎

尿道炎是泌尿系统常见的一种疾病，也是男人的难言之"隐"，其反复发作更是直接导致男性尴尬与痛苦并行，成为男人一心想治好的疾病。

根据致病菌针对性用药。尿道炎主要是由衣原体、支原体等微生物和阴道毛滴虫、白色念珠菌、金黄色葡萄球菌、链球菌等致病菌感染引发。因其感染病菌存在多种，所以治疗也当因人而异，要根据致病菌选择性用药。

中西搭配用药。西药抗生素具有起效快的特点，但它易使致病菌产生抗药性，所以复发的概率也大。而且长期服用容易引起菌群失调，对器官产生毒害作用，所以不提倡乱用抗生素，建议根据病菌选择对症的抗生素。中药药效较慢，但具有作用持久、标本兼治、无毒副作用和无抗药性的特点。若是中西医搭配用药，则正好互补不足之处。

足够的疗程。如支原体和衣原体等致病微生物，它们对于抗生素不如一般的致病菌那般敏感，所以用药时间应相对较长，时间一般为两周左右。

联合用药。若致病菌是多种，就需要联合用药。

重视双方的检查与治疗。尿道炎的检查和治疗应当是夫妻双方同时进行的，一旦只是单方面进行便容易造成交叉感染，导致尿道炎的复发。在治疗阶段，夫妻双方的性生活应当停止。

在进行药物治疗的同时，增强自身体质，提高自身的免疫力，也能对治疗起到较好的辅助效果。另外，在接受治疗期间，患者应做到戒烟禁酒，多喝水、勤排尿，少吃辛辣食物等。

一旦发现尿道炎，不可延误病情，一定要进行科学的治疗，最好是立刻去正规医院进行专业治疗。

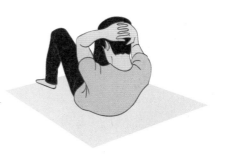

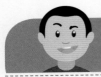

中医治疗尿道炎

　　中医认为尿道炎是"淋证""淋浊"的范畴。除了药物治疗和饮食疗法之外，学点中医理疗方法，能助你轻松排尿，彻底摆脱尿道炎带来的尴尬。

按摩理疗方法

步骤 1·患者仰卧，用双手手指指端按压水道穴，并做由内向外运动，时间为 3 分钟左右。

步骤 2·用双手手指的指腹按压腿部的阴陵泉穴，时间为 1 分钟。

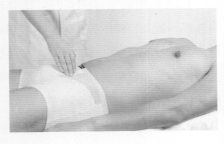

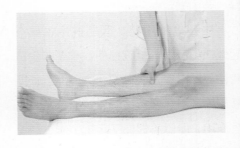

步骤 3·用手指指腹端按揉腹部的关元、中极穴约 1 分钟。

步骤 4·患者改为俯卧，用双手手指的指腹揉搓背部的肾俞穴 2 分钟，直至感到酸胀为宜。

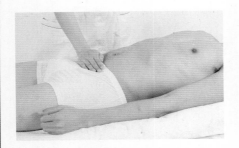

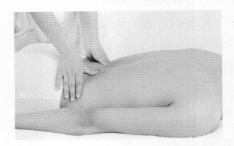

步骤 5·用手指指腹点按腰部的命门穴，直至感到酸胀为宜。

步骤 6·以手指指腹按压腰部的八髎穴，以局部皮肤有温热感为宜。

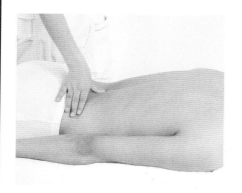

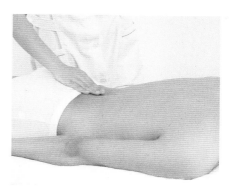

艾灸理疗方法

步骤 1·将燃着的艾灸盒放于神阙穴上灸治，至患者感觉局部温热舒适而不灼烫为宜，时间为10~15分钟。

步骤 2·用艾条温和灸法灸治三阴交穴，以灸至患者能承受的最大热度为佳，时间为 10~15分钟。

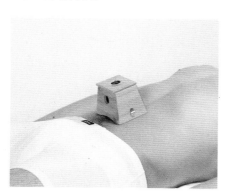

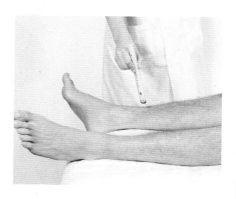

刮痧理疗方法

步骤 1 · 用刮痧板角部刮拭水道穴至中极穴，由上至下，刮到皮肤发红、有热感即可。

步骤 2 · 用刮痧板边缘刮拭肾俞穴，再经膀胱俞穴刮至次髎穴，力度微重，以皮肤出痧为度，重复 10~15 次。

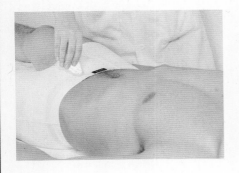
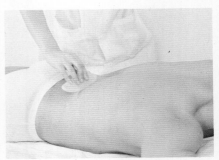

拔罐理疗方法

步骤 1 · 点燃棉球伸入罐内旋转一圈马上抽出，将火罐扣在肾俞穴上，时间约为 10 分钟。

步骤 2 · 用同样的方法将火罐扣在气海穴上，以局部皮肤泛红、充血为宜，时间约为 10 分钟。

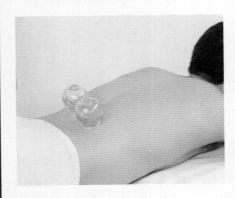
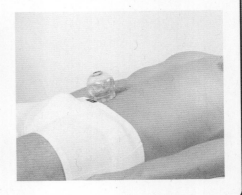

维生素 C 帮助治疗尿道炎

有一年夏天，有个年轻的小伙子来到了我的门诊。小伙子才24岁，在附近写字楼上班，眉头紧锁着。我问他怎么回事，他略带紧张地说，月前才治好的尿道炎，前几日又复发了。我问了一下他最近吃的抗菌素，发现没有可将尿液变为酸性的成分，就给他开了一小瓶维生素C，并叮嘱他每日用量，让他搭配着和抗生素一同服用。

两个月后，小伙子又来找我，不同于上次的是，这次他的眉头终于舒展开了，露出了温暖的笑容。

随着人们的生活节奏日益加快，许多男性因为劳累过度且自身抵抗力差，很容易患上尿道炎。加之不健康的生活习惯，如长期憋尿、抽烟酗酒、不注意个人卫生等，更进一步地加深了尿道炎的病情，致使反复出现尿道感染，这让很多男性颇为头痛，即便是对症用药，治愈后没过一段时间，尿道疼痛、尿频等症状又会死灰复燃，再度出现。其实，如果你在服用抗菌类药物时，配合着用一点维生素C药片，则可阻止病情的复发。

维生素C就像地球上的超人一般，能屡次抵御"外星生物"致病菌的入侵。因为引起尿路感染的致病菌很怕酸性环境，而维生素C却恰恰可以酸化尿液，能够干扰细菌生长，所以在服用吡哌酸、氟哌酸等药物时，配合服用适量的维生素C，可以达到更好的效果。

若患者不愿服用维生素C药片，每天吃一点富含维生素C的水果（如猕猴桃、鲜枣、橘子等）是不是也可以呢？这个办法看似可以，但实际上却存在不足。因为与维生素C药片相比，水果之中的维生素C含量较少，而且水果中的维生素C是通过胃肠道消化分解吸收才能进入人体血液的，而口服的维生素C

进入血液的速度要快一些，血药浓度相对较高，从而能更好地辅助抗菌素发挥作用。

尿道感染反复发作，除服用抗生素时没有和维生素C"搭伴"之外，还和药物疗程不够有关。因为和其他疾病不同，尿道感染在相关症状消失之后，其致病菌不一定已全部"杀死"，为防致病菌"卷土重来"，还必须坚持继续服用至少3天的抗菌素。而维生素C则要和抗生素"风雨兼程"，症状消失之后服用抗菌素也不能停用维生素C，否则将会功亏一篑。

值得注意的是，有时医生给尿道炎患者开的某些抗菌素无法在酸性的尿液中发挥效果。为了避免这种情况的发生，患者如果正在服用维生素C，则应及时告知医生，也应告知医生你现在服用的量。虽然维生素C不具毒性，但若是一天1000毫克以上的用量，需得到医生的许可。

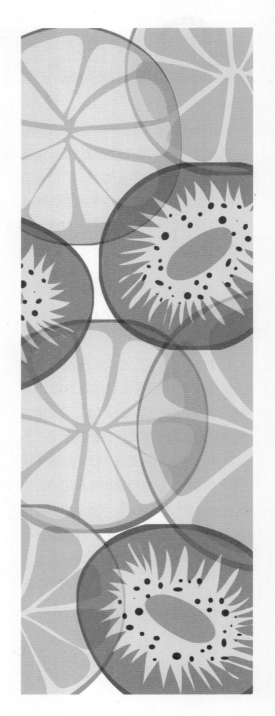

如何预防尿道感染

尿道感染最常见的症状就是尿频、尿急和尿痛，淋漓不尽而且火烧火燎，这真是一件令人头疼的事情。那么，怎样才能预防尿道感染？

✚ 四步预防尿道感染

（1）及时排尿

长时间憋尿会使膀胱内的尿液越积越多，含有细菌和有毒物质的尿液未能及时排出，就容易引起膀胱炎、尿道炎等疾病。严重时，尿路感染还能向上蔓延到肾脏，引起肾盂肾炎，严重者甚至能够影响到肾功能。需要注意的是，只要养成及时排尿这一习惯，就能规避上述的全部问题。

（2）保持性生活的卫生

尿道感染最直接的原因是受到大量的细菌感染。预防的方法是在性生活前后，用清水清洗私密部位。

（3）多饮水，好处多

多饮水有助于稀释尿液、冲洗尿道，降低致病菌的数量和密度，可以促使尿液排出，一般饮水量为2500~3000毫升。

（4）运动出汗多，警惕尿道感染

运动结束后，不要直接坐在被汗水浸湿的衣物之上。温暖、湿润的环境是细菌滋生的温床，再加上全身出汗多，汗为身体的代谢产物，为细菌增生提供了物质条件。

尿道感染一定要早发现早治疗，否则可能会引起膀胱的排空功能异常，或是形成肾结石，或是造成尿道狭窄。

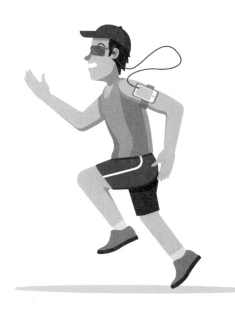

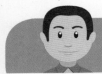

预防尿道炎的 8 个诀窍

由于男性尿道炎是常见的多发疾病，而且危害巨大，常常导致男性尴尬无比，失去自信心，因此提前预防就显得尤为重要了。若在日常生活中做好相应的预防措施，则完全可以避免尿道炎所带来的困扰。

✚ 8招告别尿道炎

（1）勤洗手

人的双手无时无刻不沾有大量细菌或微生物，如支原体、衣原体等，所以养成洗手的习惯是至关重要的，特别是饭前与便后必须洗手。

（2）多喝水，勤排尿

每天大量饮水，饮水量为2500~3000毫升，同时，还需每隔2~3小时排尿一次，尽可能不要憋尿，一有尿意立即排出，这样可降低尿道感染的概率，同时也是预防尿道感染最有效的方法。

（3）注意穿衣习惯

炎热而湿润的环境容易滋生细菌，所以男性内裤不宜过小或太紧，勤换内裤，尽量少穿紧身牛仔裤。

（4）家中做好必要隔离

浴巾、浴缸、脸盆等分开使用或消毒后使用。

（5）保证充足的睡眠

充足的睡眠在所有疾病的预防及治疗中，都有着举足轻重的作用。

（6）性生活规律

把握好性生活的频率，经调研发现，每周性生活超过3次者，尿道感染发生率大为提高。

（7）性交后尽快排尿

性交后尽快排尿，将可能进入尿道内的细菌冲走，以减少感染概率。

（8）调节饮食结构

调节饮食结构，常吃瘦肉、鱼虾、木耳等，可以增强体质，提高机体免疫力。

✚ 保持阴囊干爽

不少男性反映，除了尿道炎之外，在那个敏感的位置上，他们还遇到了一个尴尬的问题，那就是阴囊处于潮湿之地，而且时间长了，那儿还伴随着一股难以散去的异味。那么，阴囊长期处于潮湿之地究竟有什么危害呢？

潮湿之地多为细菌的滋生之地，且男性的会阴部是一个藏污纳垢的地方，大量的汗水、污秽在此聚集，细菌也因此得以再度繁殖增加，继而引发阴囊湿疹、阴囊皮炎，甚至是尿道炎。当其症状表现为尿频、尿急和尿痛时，治疗方法主要是针对不同的致病菌选用不同的抗菌素，配合维生素C服用。

生活工作环境潮湿、出汗多且内裤紧、过度地抓挠、异物摩擦，都可以导致致病菌的滋生和繁衍，引发各种炎症。

要解决这个问题，最重要的就是保持阴囊干爽。若能做到以下几点，就能避免因阴囊潮湿而引发的后果。

❶ 养成每天勤洗澡和勤洗阴囊的习惯，尤其注意清洗阴囊夹缝，必要时还可以涂些吸汗的痱子粉。

❷ 避免长期穿着紧身内裤和牛仔裤，否则会造成对阴囊和睾丸过度的束缚，特别是在夏季，透气性差会使散热不良，引起阴囊温度升高而过度出汗。

❸ 营养合理，少吃膏厚脂肥或辛辣的食物，否则会因营养过度、热量剩余而导致阴囊部位加倍出汗。

❹ 戒烟禁酒，保持生活规律和睡眠充足，以免阴囊皮肤血管扩张而增加出汗。

当然，已经患上病症的男性朋友，则应及时去正规医院接受专业治疗，同时对患处要避免过度抓挠，否则可能会一再复发。

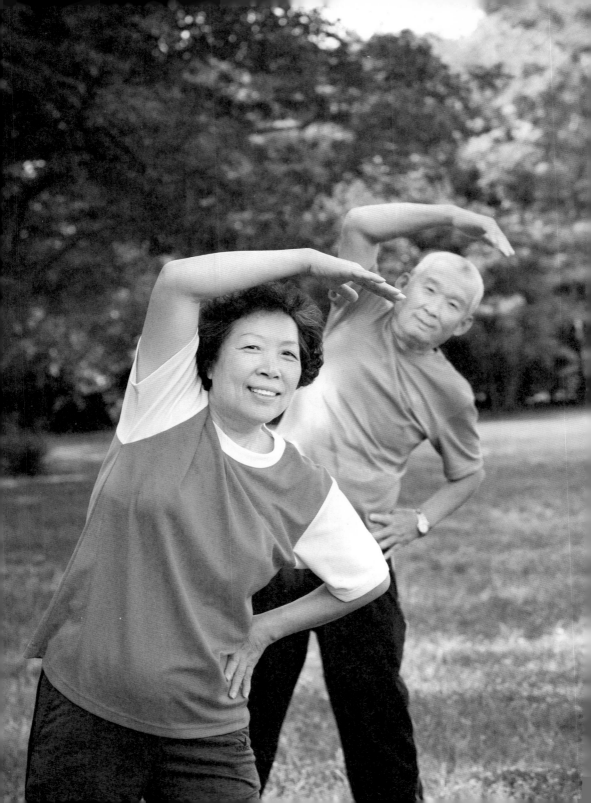

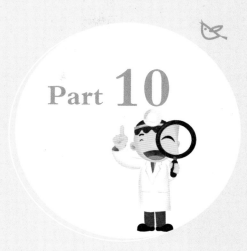

Part 10

男性更年期综合征

　　女性的更年期已经被医学界及社会所广泛认识，而经过科学家的研究，男性在 45 岁以后也有更年期，而且比女性更加隐秘、更加多变，一些"老面孔"在此时也会陆续粉墨登场，成为男性做出诸多不可理喻的事情的"动力"。

什么是男性更年期综合征

朱先生是一家公司的老板，49岁，正在攀登事业的巅峰。可今年自打年初开始，他一进办公室，面对着那些繁琐的文件时，不再有当初的激情，取而代之的是疲惫与暴躁。今年3月份，他在别人的劝说下来到了我的门诊看病。

听完了他的有关症状，我猜测他患有更年期综合征。朱先生一脸疑惑地问我：怎么男性也有更年期？

是的，更年期不是女人的特权，男性也有更年期。和女人的更年期不同，男性更年期是一个渐进性的更为漫长的演变过程。

很多男性觉得，男性到了中年，精力和体力走下坡路是正常现象，因此出现疲劳、性欲减退和失眠暴躁等问题也不当回事，只认为是"老了"。因为中国老龄人口已超过人口总数的10%，步入了老龄社会。

但殊不知，一般来说，当男性进入45岁左右，男性性腺结构和功能会出现一个由盛转衰的演变过程，部分人会出现乏力、潮热多汗、性欲低下等迟发性性腺功能减退症的表现，称为男性更年期。这个时候，男性的糖尿病、心血管病等疾病往往会找上门来，与更年期症状相互作用，加速男性更年期综合征的产生。

男性更年期综合征是由于睾丸萎缩，睾丸酮分泌减少，反馈刺激垂体的分泌功能增加，萎缩的睾丸对促性腺激素的反应降低，使体内性激素的调节功能失衡而引起的一系列症状。不同男性的更年期症状表现也极为不同，但大体主要表现为：

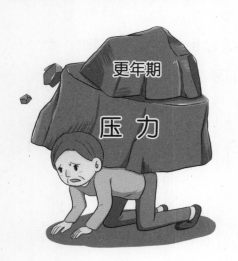

更年期

压力

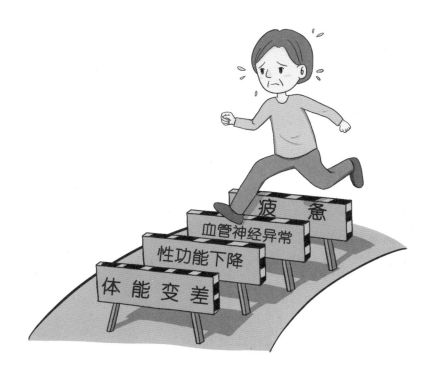

① 精神症状。主要表现为焦虑、嗜睡、抑郁、自我感觉欠佳、缺乏生活动力、思维和反应变慢等。

② 体力和精力下降。表现为肌量减少和肌力下降、乏力、食欲减退、骨关节疼痛、易疲劳、易跌倒受伤等症状。

③ 性功能下降。主要表现为性欲减退、性活动减少、射精无力、射精量减少或晨间无自发勃起等症状。

④ 体态变化。全身肌肉开始松弛，皮下脂肪较为丰富，身体显出"福态"甚至是大腹便便。

⑤ 骨骼系统。男性更年期患者更易患骨质疏松症，据有关调查显示，在骨质疏松所引发的骨折患者之中，7%~30%为男性更年期患者。

⑥ 自主神经和血管舒缩异常。自主神经和血管的舒缩异常，从而引起潮热、阵汗、失眠和神经质等症状。

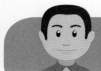

更年期的十大症状

据国外调查发现，男性在40岁后，大约有10%开始出现男性更年期综合征的症状；50~60岁时，这一比例扩大到30%左右；而到了60岁以后，大概有80%的男性或多或少地都会出现男性更年期综合征的相关症状。就国内的男性而言，绝大多数男性对更年期这一阶段了解太少或根本不了解，在突然出现如阵汗、心慌和性功能障碍等症状的时候，都选择默不作声，最终成为诱发生活危机的导火索。

所以，自我诊断男性更年期，早发现早治疗，就成了治疗更年期综合征的重中之重。那么，又该怎样科学地进行自我诊断呢？这时候，就推荐使用ADAM问卷表，该表包括十个问题，分别对应男性更年期的十大症状。

ADAM 问卷表		
问题	是	否
①是否有性欲减退		
②是否有体能下降		
③是否有耐力下降		
④是否有身高降低		
⑤是否对性生活的兴趣下降		
⑥是否有忧伤或易怒		
⑦是否有勃起不坚		
⑧最近参加体育运动的能力是否下降		
⑨饭后是否易打瞌睡		
⑩最近的工作能力是否不如从前		

男性更年期开始的征兆

不经意间，你惊讶于平日里沉默的父亲突然白了许多头发，曾经健步如飞的他，现在爬几步楼梯便会气喘吁吁。其实你不必有过多的惊讶，这是他到了更年期的自然表现。男性到了更年期后，体内的雄激素水平就会逐渐下降，体质也从鼎盛进入了衰退，人也会变得唠唠叨叨了起来。

✚ 男性的"不老之泉"

睾酮是从睾丸和肾上腺中分泌出来的男性激素的一种，它是男性雄激素中数量最多的，对促进男性生殖器官的成熟和第二性征发育并维持其正常功能有着举足轻重的作用，与男性精力旺盛程度、肌肉大小和体毛多少等息息相关，是男性的"不老之泉"。

睾酮的分泌量受腺垂体调控。成年男性每天可分泌大约7毫克的睾酮，其中只有极少量会变成雌激素（女性激素）。

一般男性在30岁以后，体内分泌的睾酮量开始降低，之后逐年减少。但具体情况也因人而异，有些70多岁的男性体内睾酮的分泌量与30多岁的男性大致相同。

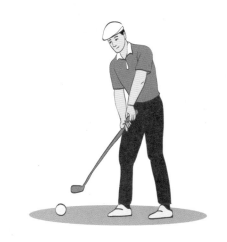

✚ 促进睾酮分泌，预防男性更年期

研究表明，男性更年期是睾丸萎缩，功能减退，从而引起睾酮分泌减少而导致的。而睾酮分泌的水平受到几个因素影响，如吸烟、酗酒、肥胖、缺氧等。所以，要想预防男性更年期，必须得做到：

❶ 每天坚持适度运动，如慢跑、散步、做健身操、打高尔夫等。

❷ 坚持健康的饮食习惯，摄取营养均衡的饮食。

❸ 保持健康的睡眠和规律的生活节奏。

❹ 戒烟禁酒，避免食用热量过高、脂肪过高的食物，切忌暴饮暴食，维持正常体重。

❺ 保持愉快的心情，灵活地处理日常事务，不要让自己有太大的压力，注意劳逸结合。

➕补充睾酮的两大方法

（1）睾酮制剂

就目前而言，睾酮制剂种类颇多，如丙酸睾酮、庚酸睾酮和混合睾酮制剂等，但因其药效均不理想，特别是丙睾和庚睾，不仅吸收极其缓慢，而且容易引起一些副作用。总之，睾酮制剂在临床的用量上应尽量低，以防止性功能、情绪、排尿突然紊乱。

（2）膳食补充

胆固醇是合成睾酮的重要配方，而动物内脏中含有较多的胆固醇，因此应适量食用动物的心、肝、肺、肾等内脏。同时，锌是人体不可或缺的微量元素，它对男子的生殖系统的维护起着重要作用。含锌量最高的食物首推牡蛎肉，其他如牛奶、牛肉、鸡肉、蛋黄、花生等食物也含有一定量的锌，应适当食用。另外，维生素A、维生素E和维生素C都有助于延缓衰老和避免性功能衰退，所以此类食物，如西红柿、苹果等，也应适量食用。

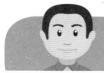

有些男性没有更年期

最近，老张总是爱打瞌睡，开会、看电视甚至在等地铁时，坐着坐着就睡着了。老伴很不放心，怀疑他有男性更年期综合征，要他上医院去做个体检。老张听取了这个意见，来我的门诊做检查。通过一系列检查，最后发现的问题是有不少，如高血压、内分泌失调等，可就是没有男性更年期综合征，这让老张大感不放心。我对他说，更年期因人而异，并不是每个男性都有更年期，即使出现更年期症状也可能不是更年期。

据统计，40~70岁的男性之中，约有40%会出现更年期表现，出现雄激素分泌减少、睾丸萎缩等情况，但并非所有的中老年男性都有更年期。

更年期症状主要是指随着年龄的增长，男性体内的雄激素水平降低而引

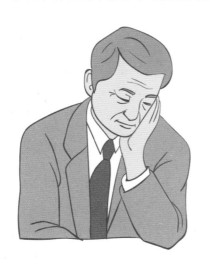

起的一系列症状，包括焦虑、嗜睡、抑郁、自我感觉欠佳等。

但是，出现像老张这样的"打瞌睡"的情况，谁也不能武断地认定是到了男性更年期，因为并非所有的男性都会有更年期。有一些资料显示，有些男性即使到了很高的年龄，睾酮分泌一直正常，睾丸的质地、大小依旧正常，精子的产生情况也是良好。

所以说，男性即使出现了更年期的症状，也并不意味着到了更年期。而实际上，这些症状也可能由另外一些疾病造成，比如高血压、神经系统疾病、内分泌失调等。若医生不仔细检查，很容易出现误诊的情况，这对男性朋友的健康也会造成一定危害。

✚ 哪种男人易患更年期综合征

Q 我老公是个很执拗的人，属于不撞南墙不回头的那种，做事情极其认真负责，今年刚过45岁，整个人就像被油浇过一样——一点就着，脾气变得异常差，前几天刚去医院看过，医生说是更年期综合征。我很不解，难道做事情认真、责任感强的人更容易得更年期综合征吗？

A 是的。做事过于认真的人更容易成为更年期综合征患者，是因为他们不会采取更为灵活一点的方法处事，所以也就最容易变得情绪紧张，继而引发精神方面的问题。许多呈现神经、精神性疾病症状的更年期男子，最麻烦的问题之一就是人际关系。

男子在45岁左右的时候，睾丸酮水平迅速降低，从而造成一时的内分泌失调，并且体力下降，需要休息的时间增加，并开始感到性功能衰退，常常出现头昏、抑郁或行为不合群等一系列变化。这种生命的转折时期就是男性更年期。

在这种情况下，跟医生说出自己的症状，医生会决定男性雄激素补充治疗是否对你有帮助。无论是否进行男性雄激素补充治疗，生活调理都是必要的。

同时，注意安排好工作与生活，做到饮食有节、作息有时，多吃一些改善和增强性腺功能的食物，如海参、泥鳅、虾、羊肉、麻雀、核桃、芝麻、动物内脏（鱼肚、羊肾）等，都可以减轻更年期出现的症状。

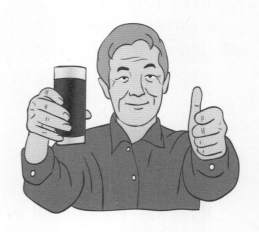

更年期导致前列腺疾病

男性更年期要小心疾病侵袭，尤其是频发的前列腺疾病。据了解，男性在更年期出现前列腺炎的概率比年轻时出现的概率要高很多，这和人体的免疫功能有关。

➕ 引起更年期前列腺疾病的因素

（1）情绪大起大落易殃及前列腺

俗话说"男人四十如过中天"，40岁之后，男性可能患上更年期综合征，身体机能会出现很多问题，各种病痛如潮水般袭来。在这个时期，男性需留意自己的情绪波动，如出现暴躁、失落、精神紧张等情绪反应时，应尽量克制。情绪的大起大落会影响到前列腺的健康，易引发前列腺炎和前列腺增生等疾病。

（2）性能力下降隐藏祸根

男性在更年期最明显的变化就是性能力下降。往常的性爱技巧不再实用，亲密时必须做足前戏，再也无法像

年轻时那般上场就如"燎原之火"。男性若出现如此症状，不能因顾"面子"而隐而不发，否则长此以往将诱发各类前列腺疾病。

（3）运动不当反伤前列腺

为了锻炼身体，不少男性会选择骑自行车或马术项目。值得提醒的是，骑自行车或骑马时间过长，会引起前列腺充血、肿胀，不但达不到预期锻炼的效果，反而极易引发前列腺疾病。

男性更年期通常是男人生命中的一个相对重要的阶段，几乎所有男性都会被影响，只是程度不同罢了。另外，若更年期患者有前列腺问题，千万别碍于面子而讳疾忌医，应及时去正规医院接受专业治疗，否则病情再三延误，将会给更年期综合征的治疗带来极大的困难。

男性更年期和女性的区别

就如花开花谢、四季更替，谁也无法抗拒从年轻到衰老的自然规律。随着度过了不惑之年，男性很容易便会遭到更年期的"跟随"。和女人的更年期不同的是，男性的更年期"门槛"更高，难以跨越，过程也更为漫长。

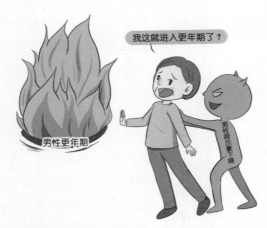

男性和女性更年期所表现出来的更年期综合征有所区别，主要表现在：

男性不完全丧失生殖功能。女性更年期时会出现不再排卵、绝经等标志性特征，表明生殖能力的丧失；而男性出现更多的则是身体上和心理上的危机，但没有完全丧失生殖功能。

主要症状表现不同。因为男性性腺功能衰退较为缓慢，不像女性那般有明显的表现，所以男性更年期综合征的一般症状较轻而隐晦，大部分男性在不知不觉之中便度过了更年期。同时，男性更年期综合征虽在性欲、心理等方面与女性的无异，但其发病时间比女性晚8~10年，而且发病症状较轻，严重的病例不多。

男性发病率低、持续时间短。普遍来说，男性的发病率为10%，而女性则为10%~20%，二者在发病率上有很大区别。同时，相对男性而言，女性更年期综合征症状的持续时间普遍较长。

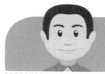

如何补充雄激素

若将男性的身体比作一座房子，那起到最重要的支撑作用的一根柱子就是雄激素。男性在过了不惑之年后，雄激素分泌量逐渐减少，"房子"也因此濒临倒塌。为了力挽狂澜，很多男性朋友都毫不犹豫地选择了补充雄激素来"壮阳"，但却不知使用雄激素"壮阳"只有七类人适合。若滥用雄激素，就会为健康带来诸多隐患。

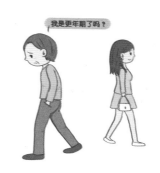

没有发生真正意义的勃起障碍者。很多性功能勃起障碍都是心理原因造成的，若没有发生真正意义的阴茎勃起功能障碍，就不能采取雄激素治疗。

确诊为勃起障碍但雄激素仍正常者。患者本身并无器质性病变，体内雄激素水平正常，只要注意调整心态，勃起功能障碍也会自然随之消除。

确认体内雄激素下降，但需要低剂量补充者。雄激素药物注射具有一定的副作用，使用方法应以安全为首位。

前列腺增生伴有严重下尿路梗阻者。前列腺增生是大量双氢睾酮直接刺激的结果，而双氢睾酮正是雄激素转化而来的。若前列腺增生患者补充雄激素，则会起到"反作用"。

前列腺癌患者。医学文献中一再有所提及，外源性雄激素的摄入能够促进前列腺癌的生长。因此，前列腺癌患者不宜补充雄激素，若是不然，情况只会愈加糟糕。

红细胞增多症患者。雄激素能够直接刺激骨髓造血干细胞，并通过肾脏合成的红细胞生成素使得红细胞数量和血红蛋白水平增高。

严重的心脏或肝功能衰竭患者。当心脏或肝功能受严重损伤时，雄激素在体内堆积，会引发物质代谢的紊乱。

处于更年期的男性，建议每年做一次睾酮检测，这样就可以清楚了解自身的雄激素是否充足。

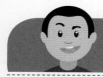

中医治疗更年期综合征

中医把更年期归属于"脏躁"范畴。治疗应以补脾肾、调冲任为主，兼以疏肝理情志，而其中的理疗方法，不仅有较好的效果，而且可以强壮体质。

按摩理疗方法

步骤1·从上往下推擦腰背部脊柱两侧肌肉，途经肝俞穴、脾俞穴、肾俞穴，时间为3~5分钟。

步骤2·掌心搓热，叠掌覆盖在神阙穴上以环形摩擦，手掌再由上向下反复推揉，时间为3分钟。

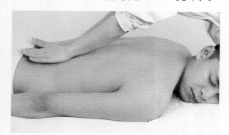

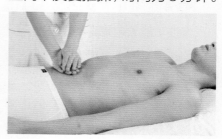

艾灸理疗方法

步骤1·将燃着的艾灸盒放于肾俞穴上灸治，时间为10~15分钟。

步骤2·用艾条温和灸法灸治足三里穴，以出现明显的循经感传为佳，时间为10~15分钟。

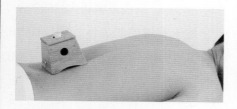

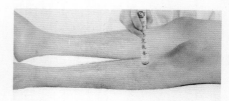

刮痧理疗方法

步骤 1·用刮痧板边缘从命门穴刮至肾俞穴，再由肾俞穴刮至腰阳关穴，力度微重，以出痧为度，时间为 1~3 分钟。

步骤 2·用刮痧板角部轻轻刮拭太阳穴，速度适中，时间为 3~5 分钟。

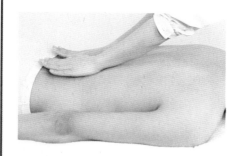
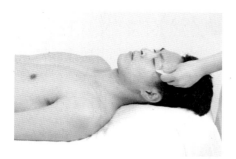

拔罐理疗方法

步骤 1·用拔罐器将气罐吸附在内关穴上，以局部皮肤泛红、充血为宜，时间约为 15 分钟。

步骤 2·用拔罐器将气罐吸附在足三里穴上，以局部皮肤泛红、充血为宜，时间约为 10 分钟。

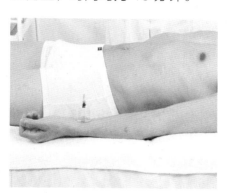
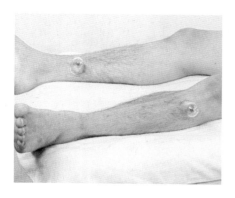

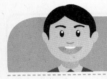

男性更年期的饮食宜忌

男性在进入更年期之后会有许多症状接踵而至，除了积极配合专业的治疗之外，还需要在饮食上做好调养，这样才能更加全面、快速地治愈更年期综合征。

1 男性更年期宜食

多食富含蛋白质、钙质和多种维生素的食物，如鸡肉、鱼肉、花生等；多食能增强男性性腺功能的食物，如羊肉、韭菜和核桃等。

2 男性更年期忌食

忌食辣椒、花椒、茴香、胡椒、芥末、肥肉等刺激性食品；忌喝浓咖啡、白酒等兴奋性饮料。

✚ 男性更年期食谱

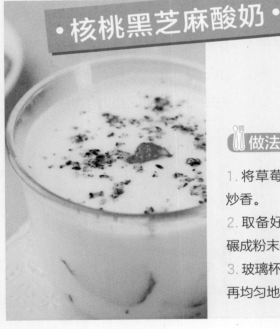

• 核桃黑芝麻酸奶 •

原料 酸奶 200 克，核桃 仁 30 克，草莓 20 克，黑芝麻 10 克

🍴做法

1. 将草莓洗净切成小块；黑芝麻中小火炒香。
2. 取备好的杵臼，倒入核桃仁和黑芝麻碾成粉末状，即成核桃粉，待用。
3. 玻璃杯中放入切好的草莓，倒入酸奶，再均匀地撒上核桃粉即可。

• 香葱冬瓜粥 •

原料 冬瓜 40 克，大米 100 克，香葱少许，盐 3 克

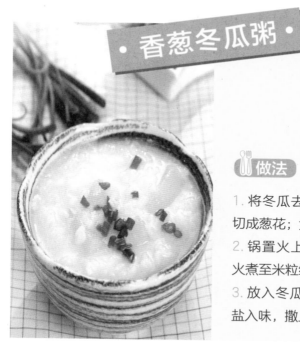

做法

1. 将冬瓜去皮洗净，切成块；香葱洗净切成葱；大米泡发洗净。
2. 锅置火上，注水后，放入大米，用大火煮至米粒绽开。
3. 放入冬瓜，改用小火煮至粥浓稠，调盐入味，撒上葱花即可。

• 牛奶鲫鱼汤 •

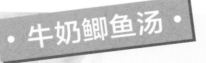

原料 净鲫鱼 400 克，豆腐 200 克，牛奶 90 毫升，姜丝、葱花、食用油各适量，盐、鸡粉各 2 克

做法

1. 将洗净的豆腐切块；用油起锅，放入处理干净的鲫鱼，用小火煎至两面断生，盛出。
2. 锅中注水烧开，撒上姜丝，放入鲫鱼，加鸡粉、盐调味，用中火煮至鱼肉熟软，放入豆腐块，再倒入牛奶搅匀，煮至豆腐入味，盛出，撒上葱花即可。

附 录
APPENDIX

 男性的常见问题

Q 阳痿和早泄是不是一回事？

A 阳痿和早泄不是一回事。早泄是指射精过早，性交时间不超过2分钟；阳痿是指在性交时，男性存在勃起障碍，阴茎难以勃起或硬度不够。

Q 阳痿、早泄能否根治？

A 除了先天性阳痿、早泄难以根治，其他病因的阳痿、早泄治愈率是非常高的。值得提醒的是，早发现早治疗，否则越拖越难治。

Q 为什么青壮年比较容易患前列腺疾病？

A 男性青壮年时期性功能旺盛，性活动较多，易导致前列腺充血、肿胀，进而诱发炎症。另外，此段时间前列腺液分泌旺盛，易引发细菌侵袭，若机体抵抗力低下，则易患前列腺疾病。

Q 阳痿、早泄患者要注意什么？

A 要调整心态，重塑信心，在治疗期间停止性生活，适当运动，保持心情愉快等。最重要的一点是，不能随意乱吃各种壮阳强肾的补药，一定得在医生指导下用药。

Q 男人如何预防阳痿、早泄？

A 阳痿、早泄的治疗与日常生活密不可分。日常多锻炼、戒烟禁酒、合理地调节饮食结构等，都是预防阳痿、早泄的重要措施。

Q 哪些人比较容易患前列腺炎？

A 白领男、肥胖人群、烟酒人群、司机，这四类人或因久坐不动，或因不热爱运动等不健康的生活方式，会使机体免疫机制遭到破坏，因而易患前列腺炎。

Q 前列腺炎患者必须禁欲吗？

A 性生活会导致前列腺充血，对于前列腺患者而言，性生活不利于治疗，但并不是说要完全禁欲，应进行规律的性生活，这样可将前列腺组织内相当数量的细菌等微生物及其产生的毒素排出体外。

Q 前列腺疾病影响男性生育能力吗？

A 有影响。前列腺疾病发作时，前列腺液会发生质变，导致弱精或死精等情况，这些症状都会导致不育。

Q 哪些手术方法可以治疗男性不育？

A 矫治阴茎弯曲和阴茎硬结手术、输精管吻合与输精管附睾吻合手术、精索静脉曲张手术、睾丸活检、睾丸和附睾手术取精。

Q 在男性更年期综合征的治疗方面有哪些误区？

A 绝大多数男性更年期综合征患者并没有得到医疗帮助，有些患者一点都不了解该疾病，甚至还有一些男性患者认为该病在治疗上缺乏方便有效的治疗措施，因而一拖再拖，病情最终难以治愈。

Q 哪些不良的生活习惯可能会引起不育？

A 长期心情抑郁、营养不良、穿着紧身裤、长期抽烟和酗酒、经常长途骑车等，都可能引起不育。

Q 试管婴儿有可能出现畸形吗？

A 有可能，但可能性极小。有些携带遗传病的夫妻，存在着将自己的异常特征遗传给后代的可能，但在进行试管婴儿试验前只要接受遗传学检查，就有可能克服这一问题。

Q 吃什么对前列腺炎患者比较好？

A 南瓜子、西红柿、大豆、西瓜、绿豆、葡萄、鸡肉、芝麻等，都对前列腺炎患者有好处。

Q 哪些运动能够保护前列腺？

A 游泳、跑步、散步、踢球、打篮球等，跑步的护腺效果最为显著。

Q 男性更年期综合征患者要吃什么才会让自己恢复健康？

A 多吃富含蛋白质、钙质和维生素的食物，如鱼、鸡、豆腐、苹果等。饮食注意清淡，每天还可吃1~2匙蜂蜜。

Q 性病的传播途径有哪些？

A 性病主要通过三个途径传播，即性接触传播、血液传播和被污染的生活物传播。

Q 淋病为什么反复发作？

A 淋病除了淋球菌感染外，经常并发衣原体感染，治疗时二者没有兼顾，以致引发并发症；淋球菌具有很强的抗药性；有些患者迟迟不愿接受治疗，对淋病的治疗不及时。

Q 软下疳和梅毒、硬下疳有区别吗？能治愈吗？

A 软下疳不同于梅毒和硬下疳。硬下疳是指单个暗红色圆疹或丘疹，触之如骨，它只是一期梅毒的症状，并不算是一种性病。而梅毒和软下疳则是由两种不同病毒引发的，临床上可做梅毒血清实验，呈现阴性即可排除梅毒的可能。软下疳可以通过西医和中医相结合的方式加以治疗，达到痊愈的目的。

Q 艾滋病的潜伏期有多长？

A 艾滋病侵入人体之后，根据个人体质的不同有不同的反应，一些人一直无症状，直接进入无症状期。艾滋病潜伏期的长短个体差异极大，一般为6~10年；但是有5%~15%的人在2~3年内就会发展为艾滋病，成为快速进展者；另外还有5%的患者免疫功能可以维持在12年以上，我们称为长期不进展者。

男性的健康误区

✕ 喝点咖啡、抽根香烟能提神

☑ 在身体疲惫劳累之时喝咖啡、抽烟来提神，将会对心血管系统造成无法挽回的伤害，具体表现为心悸、心慌等症状。特别注意不要边喝浓咖啡边抽烟，这样将会造成双重伤害。

✕ 饮酒能增强性功能

☑ "酒壮色胆"，酒精在初期的确能起到促进性兴奋的作用，但若长期饮酒，就会产生抑制作用，只会减弱性欲，导致早泄甚至阳痿等性功能障碍。

✕ 禁欲时间越长，精子质量越好

☑ 若长时间禁欲，精子会生成并在阴囊中"堆积"，在有限的空间中可能造成基因损伤，导致精子质量下降。一般来说，禁欲一两天会生成最优的精子。

✕ 女性才有中年危机

☑ 男性同样面临中年身体变化，如雄激素水平降低、肌肉重量减轻和骨质疏松等问题。现在的医疗界已经在发展对男性进行激素类治疗的方法。这一治疗虽然刚刚起步，但是对男子保持精力旺盛、提高工作效率和保持家庭稳定有积极的意义。

✕ 饭后吃水果很健康

☑ 千万不能刚放下碗筷便吃水果。因为正餐的消化时间至少需要2小时，而在这2个小时里，胃里的水果只会发酵而不会被消化，这样一来便会引发腹胀。

✕ 复仇大片很精彩

☑ 男性天性中便喜欢打打杀杀，特别是看到复仇大片，那种快意和爽劲让他们沉迷。但就是因为这种情绪的波动，可能会使男性患上心脏病或与其他一些与压力有关的疾病。

✖ 男人不应该爱零食

✔ 一些男性认为，作为男人，应当拿出男性的威严来，杜绝零食。但有很多零食对男性大有裨益，比如巧克力就对男性的心脏健康大有益处。

✖ 服药期间饮酒也无大碍

✔ 服药期间一定要禁酒，因为酒能够将药物中的副作用放大，哪怕只是平常的感冒药等，酒都有可能与之相互反应，生成毒物。

✖ 阳光能补钙，多晒晒没关系

✔ 太阳中的紫外线能使皮下脂肪中的7-脱氢胆固醇转化为维生素D，促进人体对钙的吸收。但人体内对维生素D的需求量有限，过度地晒太阳不仅会使皮肤过早衰老和干皱，还会引发白内障和皮肤癌等，损害健康。

✖ 睡觉手机放床边

✔ 若将手机放在床边，将会影响大脑褪黑激素的分泌，直接导致因睡眠不足而显得疲惫不堪等问题。

✖ 身高自然是越高越好

✔ 研究表明，男性的身高越高，消耗的能量就越多，会加重心脏负担，抵抗疾病的能力也会减弱。

✖ 每日喝水多多益善

✔ 肾脏每小时只能排出800~1000毫升水，若1小时内饮水量超过1000毫升，则会导致低钠血症。

✕ 等饿了再吃饭

✓ 不按时就餐，不饿不吃饭，已经成为不少人的"习惯"。于是，年轻的胃病患者也就越来越多了。一日三餐应遵循规律的饮食习惯，且还需保证每日摄入的营养均衡。

✕ 憋尿是小问题，急了再如厕

✓ 憋尿很容易引发泌尿系统感染和结石，严重的还会导致肾功能损害。因此在生活中一有尿意，应该及时排尿，万万不可等急了再如厕，那样很可能引发尿潴留等病症。

✕ 睡觉前再洗澡

✓ 睡觉之前洗澡，不仅会因体温升高而抑制大脑褪黑色素的分泌，还会影响到睡眠质量。最好的做法就是睡前90分钟开始沐浴。

✕ 牙病是小事，无需太在意

✓ 牙周病和心脏病之间有密切联系。牙病等口腔感染性疾病会增加血液黏度，造成心脏供血减少，可能引发心脏病。

✕ 嘴唇干了用舌头舔

✓ 唾液中含有黏液蛋白、唾液淀粉酶和无机盐等物质，舔嘴唇时会给嘴唇抹上一层"蜡"，遇风就变得干燥而皱缩，会造成嘴唇肿胀、破裂流血等。正确的方法是用护肤脂或植物油搽嘴唇，多喝水，适当补充维生素A。

✕ 病了再检查，没病不用防

✓ 很多男性都是等病了再接受检查，查出病因对症治疗，这样的病情往往会反复发作。应该做到定期接受检查，早发现早治疗，在病情出现的那刻就彻底根除。

✖ 男人无需防晒

☑ 夏季是阳光最肆无忌惮的季节，男人却总顶着一张素脸在外面东奔西走，晒得黝黑，心里还以此为豪。其实，防晒不分男女，若夏季出远门不涂防晒霜，则有罹患皮肤癌的风险。

✖ 长期站着，生理上利大于弊

☑ 现实生活中，有很多男性（如教师、理发师等职业）一天都在站立中度过，且认为这比坐着强。其实，长期站着会使得男性睾丸静脉血回流不佳，可能导致精索静脉曲张，不利于男性生殖健康。

✖ 男性生殖健康是成年男人的问题

☑ 很多家长认为，男性生殖健康是成年男人的问题，青少年无需注意。其实，孩子久坐、长期穿紧身裤或会阴部位接触高温环境，都有可能影响孩子未来的生殖健康。

✖ 只要性功能正常，生育就没问题

☑ 很多男性认为，只要自己性功能正常，生育就不会有问题。其实，性功能和生育功能是两个完全独立的不同机制，有很多无精子症患者性功能正常，但却没有生育能力。

✖ 有孕育史就代表有生育功能

☑ 有关调查数据显示，现在不少无精子患者由于某些遗传性疾病的迟发，导致早期能够生育，后期却出现无精子、无法生育的情况。因此，有过生育史也不代表有生育功能。

✖ 无精子症就等于无后

☑ 随着辅助生殖技术的发展，现在很多严重的少精子、弱精子症患者，甚至是无精子症患者都有养育后代的机会。无精子症患者应配合医生做好检查，极力争取试管婴儿最大的成功率。